糖尿病にならない「最強の食べ方」！

3週間で血糖値・ヘモグロビンA1cが下がる食事法

監修
栗原クリニック東京・日本橋院長
栗原 毅

徳間書店

はじめに

糖尿病は言うまでもなく、生活習慣病です。毎日の習慣、とくに食生活の中身次第で、誰もがかかってしまうリスクのある病気といえます。

とりわけ糖尿病は身体機能の衰えから発症リスクが高まる病気でもあり、中高年以上になると増えていき、高齢者に多い病気です。つまり40代後半や50歳以上の中高年になっても若い頃と同じような食生活をしていたのでは、シニアと呼ばれる年齢になったとき、糖尿病の恐ろしさに直面してしまうことになりかねないのです。

けれども早めに手を打てば、糖尿病は決して怖い病気ではありません。なるべく血糖値を下げる食材をチョイスし、食べ方を見直し、生活習慣を少し改善していけば、リスクは大きく軽減することができます。そして、すでに血糖値の上昇に悩まされているような人も、この先改善していくことが十分に可能といえるのです。

多くの人は、「糖尿病を防ぐには、食べ過ぎや早食い、太る食生活は禁物…」といったことはご存じかと思います。ただ、実際にどのような食生活をすれば血糖値を下げることにつながるかは、具体的に知らない方が少なくありません。その本質を知れば知るほど、「食べたい」という欲をそれほど制限する必要がないことも分かるのです。

食べることをはじめとした生活習慣の改善は、根気強く続けることが不可欠です。そして、糖尿病を防ぐための「食べ方」は、どんなものを食べるか？　だけではありません。「食べる順番」や「口の中をキレイにすること」も含まれます。

本書はそうした方法も含めて、誰でも無理なく続けられる「最強の食べ方」を紹介しましたので、まずは3週間を目標に試してみてください。それが続けられたら、きっとあなたも血糖値の上がらない生活習慣を定着させることができるはず。正しい食事習慣の知識を得ていただき、ぜひ健やかなシニアライフを目指してほしいと思います。

栗原クリニック東京・日本橋院長
栗原　毅

目次

第2章

第3章

第4章

3週間で血糖値・ヘモグロビンA1cが下がる食事法 2

糖質ちょいオフの健康食事法

第5章

3週間で血糖値・ヘモグロビンA1cが下がる食事法3

第6章

3週間で血糖値・ヘモグロビンA1cが下がる食事法 4

口腔ケアと「正しく噛む」食べ方が血糖値を下げる！

あなたの血糖値は大丈夫ですか？

＼ こんな症状があるとちょっと心配… ／
簡単セルフチェック

日常生活の中で、「ちょっとおかしい…」と感じる下記のような症状や状態はありませんか？　現在の生活について、チェックしてみましょう。

1. 大盛りのご飯や脂っこいものが好き …… □
2. 運動不足だと感じている　またはストレスが溜まり気味 …… □
3. 最近太った、または昔太っていた …… □
4. 朝食を抜くなど食生活が不規則 …… □
5. のどがよく渇く …… □
6. 足がむくみやすくなった …… □
7. 目がかすむことがあり、視力も落ちた …… □
8. 手足のしびれを頻繁に感じるようになった …… □
9. 傷ができると治りにくいと感じる …… □
10. トイレに行く回数が増えた …… □

0～2個の人

①～④が2個以下なら心配はありません。⑤～⑩が1個でもある場合は「糖尿病予備軍」の可能性があります。

3～5個の人

⑤～⑩を2個以上含んでいるときは、糖尿病の可能性があります。念のため検査を受けることをおすすめします。

6個以上の人

⑤～⑩を3個以上含んでいる場合は、糖尿病がすでに進行してしまっている恐れがあります。必ず検査を受けるようにしましょう。

＊糖尿病はもはや国民病といわれ、糖尿病または予備軍の人は2,000万人を超えていると言われます。気になる症状があれば、すぐに食習慣をはじめとした生活習慣の改善を図りましょう。

糖尿病の基礎知識①

あなたは糖尿病予備軍ではありませんか？

今や国内の糖尿病患者数は、予備軍まで含めると、約２０００万人といわれています（厚生労働省「２０１９年国民健康・栄養調査」）。あらためて糖尿病とは、膵臓《すいぞう》から分泌される血液中の糖の量をコントロールするホルモンである「インスリン」が分泌異常を起こすことで、血糖値の高い状態が続いてしまう病気です。

糖尿病には「１型糖尿病」と「２型糖尿病」の2つの型があり、私たちが一般に挙げるのは、生活習慣の影響で発症する「2型」のこと。食べ過ぎや肥満、運動不足やストレス、睡眠不足などが原因で、インスリンの分泌が正常でなくなってしまう状態のことをいうわけです。ちなみに「1型」は主に自己免疫疾患によるものです。

2型糖尿病は、空腹時血糖値が１２６mg／dl以上、ヘモグロビンＡ１c（ヘモグロビンエーワンシー・13ページ参照）が６・５％以上である場合に該当すると診断されます。健康診断などでこうした値に当てはまることになれば、もはや要注意。左に「糖尿病かどうかの診断基準」の参考を記しましたので、ご自身の値についてしっかりチェックしてみてください。

◆糖尿病かどうかの診断①

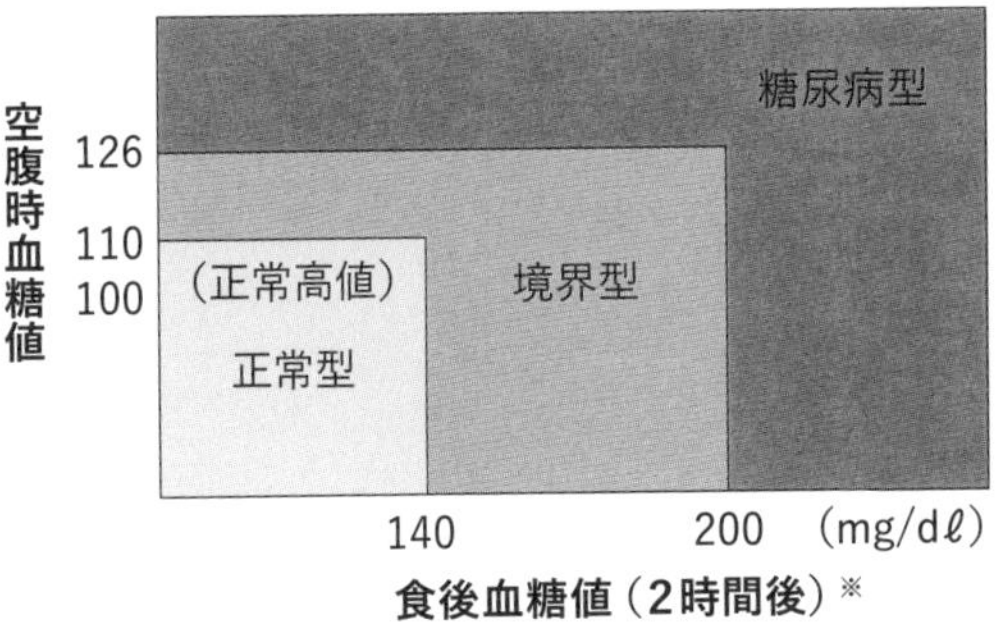

空腹時血糖値と食後血糖値によって、「正常型」「境界型」「糖尿病型」に分類される。
＊経口ブドウ糖負荷試験（10時間以上の絶食後に75gのブドウ糖を含む水を飲み、2時間後に血糖値を測定）。
出典：日本糖尿病学会『糖尿病治療ガイド 2020-2021』（文光堂）を参考に作成。

◆糖尿病かどうかの診断②

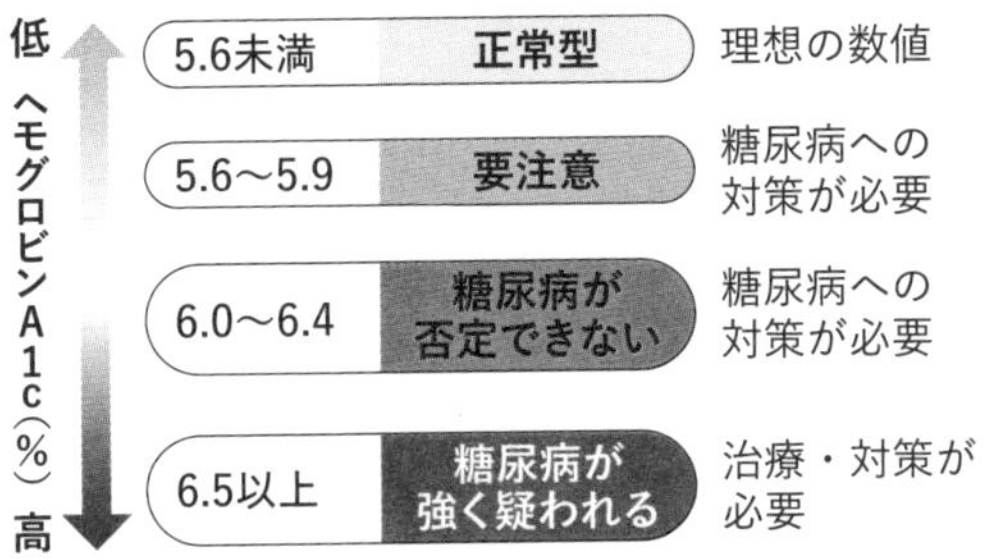

◎糖尿病は、血糖値やヘモグロビンA1cの数値、症状の有無などを総合的にみて判断されます。

糖尿病の基礎知識②

「血糖値」「ヘモグロビンA1c」ってなに？

前ページで「糖尿病かどうかの診断基準」を説明する中で、「血糖値」「ヘモグロビンA1c」という言葉が出てきましたが、いずれも糖尿病を理解する上でとても大事な要素になるものです。

まず、血糖値とは血液中のブドウ糖の量のことです。食事で摂取した糖質は、胃や腸で分解されてブドウ糖になり、血液中に流れ出し、筋肉や臓器などエネルギーを必要とする場所に届けられて消費されます。

ブドウ糖は体に不可欠なエネルギー源ですが、増え過ぎた状態が続くと（高血糖）、ブドウ糖の量を調節してくれるはずの「インスリン」の分泌量が少なくなったり、効き方が悪くなったりします。これが、糖尿病の基本的な病態です。そのため、自分の血糖値の値がどの程度であるかを知っておくのはとても大切です。

「ヘモグロビンA1c」は「ヘモグロビンエーワンシー」と言い、血液の成分である赤血球内のタンパク質「ヘモグロビン」が、ブドウ糖と結合している割合（%）を示す数値のことです。

ヘモグロビンA1cからは過去1～2カ月の血糖の平均値を見ることができ、この値によって日常的に血糖がどの程度の高さであるかが分かります。前ページの図でも記したように、ヘモグロビンA1cが5・6（%）未満であれば基準値の範囲内であり、6・5（%）以上になると、糖尿病が強く疑われる状態となります。

つまり糖尿病にならないためには、定期的な検査によってヘモグロビンA1cを日常的にチェックすることが大切。基準値を超える人は、「食べ方」をはじめとした生活習慣の改善によって下げていく努力をする必要があるわけです。糖尿病は、こうした「血糖値」「ヘモグロビンA1c」の数値や症状の有無などを総合的にみて診断されます。

3週間で糖尿病の改善が始まる！「食べ方」の工夫で血糖値とヘモグロビンA1cを無理なく下げよう

糖尿病は怖い病気として広く認識されていますが、その理由の一つが、高血糖の状態が続いても自覚症状が出にくい点です。のどがひどく渇くようになったり、尿の量が増えたり、食べても体重が減る…といった症状が表れる頃には、病状がすでに進行していることも珍しくなく、合併症が進んでいたりするわけです。

高血糖の状態が続くとき、体への悪影響として最も心配なのが、血管や神経へのダメージです。高血糖とは血管内にブドウ糖が増え過ぎてしまった状態で、細胞を傷つける活性酸素の発生が助長されることで血管の障害が進んでしまいます。その結果、さまざまな合併症が引き起こされるのが、糖尿病が怖い病気といわれるゆえんです。

糖尿病の合併症については後述しますが、体を流れる大小の血管が機能を失い、全身に深刻な影響を及ぼすことで起こります。こうした状況になるのを防ぐため、**「血糖値とヘモグロビンA1c」の日頃からのコントロールがとても大切**といえます。

では、日常的な生活習慣の中で気をつけるべき、最も重要な要素はなにか。それが、この本のテーマでもある「食べ方」です。

なにも、ひたすら栄養を制限するような食事や、おいしいものを我慢するような食生活を強いる必要はありません。ちょっとした「食べ方」の工夫で、血糖値とヘモグロビンA1cを無理なく下げていくことができるのです。

それが本書で紹介していく、**「糖質ちょいオフ」の食生活であり、食べる順番や正しい噛み方などの「糖尿病にならない最強の食べ方」です。これらの習慣を定着させていくことで、きっと3週間で血糖値が下がり、糖尿病の改善が始まるようになります。**本書を参考に、ぜひ正しい食生活の実践に努めてほしいと思います。

糖尿病にならない「最強の食べ方」!

3週間で血糖値・ヘモグロビンA1cが下がる食事法

3週間で糖尿病の改善が始まる!

血糖値

❶ 糖質ちょいオフ

❷ 食べもの改善

❸ 食べる順番

❹ 正しく噛む

①から④の食事法によって

3週間で中性脂肪が574から161*に激減!

(基準値 150)

*健康診断でメタボリックシンドロームを指摘された46歳男性のTさんが「栗原クリニック・日本橋」を訪れ、栗原毅医師(本書監修)の食事法①～④を実践。3週間で中性脂肪値が574から161に減りました。

3週間で内臓脂肪が減ると同時に、肝臓に付いている脂肪〔脂肪肝〕も改善し始めます。脂肪肝は糖尿病の主な原因であり、脂肪肝が改善することで糖尿病の予防や改善にもつながるのです。(26～33ページ参照)

①～④の食事法(本書第3～6章)を習慣化させることで脂肪肝を改善! 3週間で血糖値・ヘモグロビンA1cが下がり、糖尿病の改善が始まります。

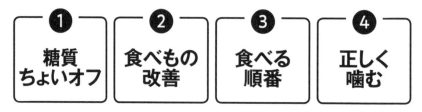

第1章

糖質依存の怖さを正しく理解しよう

男性の3人に１人、女性の5人に１人が発症する可能性があるといわれる糖尿病。その原因の多くが生活習慣にあることは広く知られています。そして血糖値を上げる大敵が「糖質」なのです。

糖尿病は増え続けているが、未治療の人が多い

糖尿病とはいったいどんな病気でしょうか?

厚生労働省が行っている「国民健康・栄養調査」の令和元（2019）年の調査結果を見ると、20歳以上で「糖尿病と強く疑われる人」は、すでに診断され治療を受けている人を含めて推計で1196万人、「可能性を否定できない人」は1055万人。両方を合わせると、糖尿病のリスクがあるのは2251万人と推定されます。

最近の報告では、30歳の時点で健康な人が65歳までに2型糖尿病になる累積罹患率は男性が34・7%、女性が18・6%とされています。この10年間で男女とも大きな増減はみられませんが、**男性の3人に1人、女性の5人に1人が発症する可能性があると考えると、もはや日本人の国民病といっても過言では**ありません。

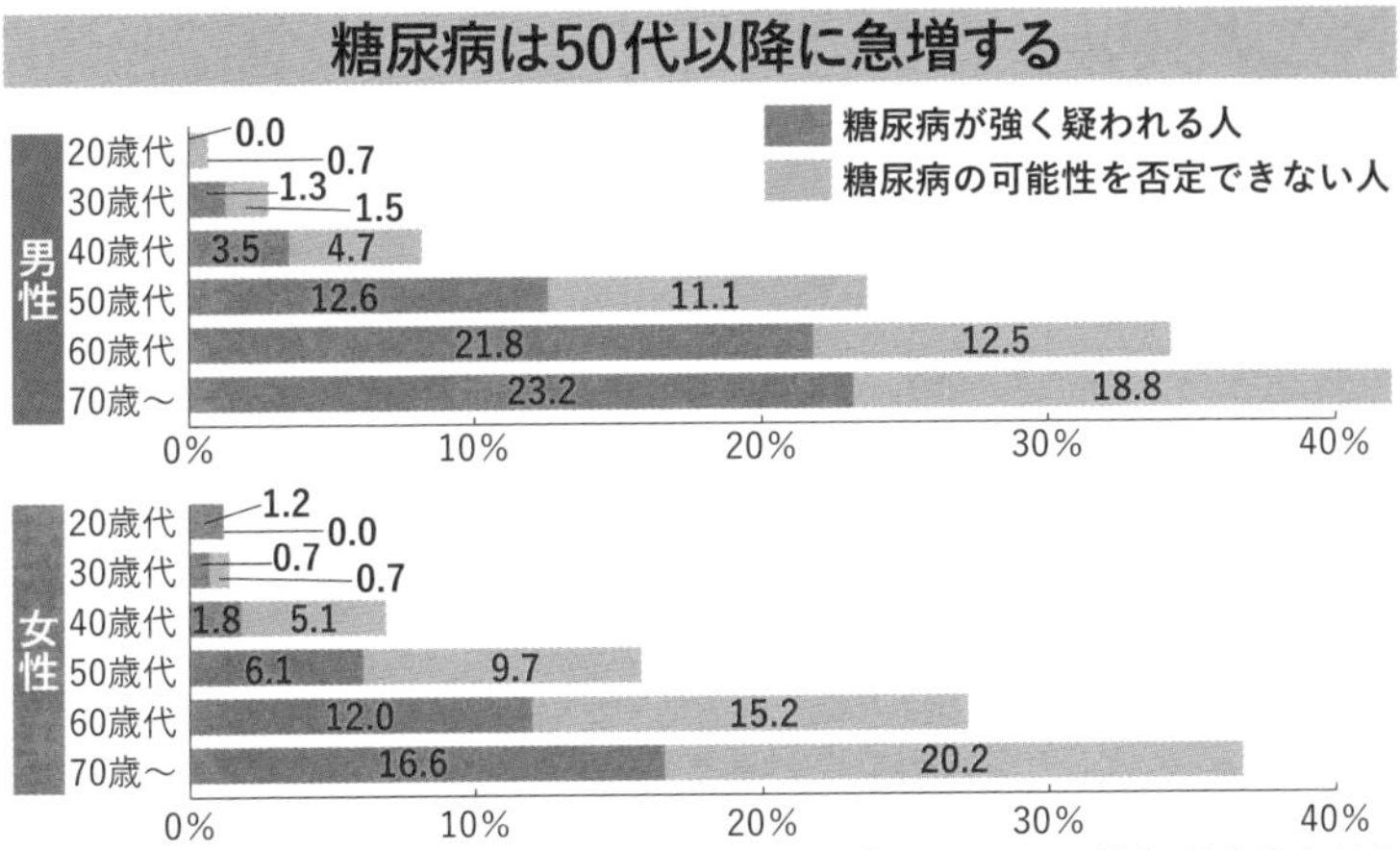

厚生労働省「平成28年国民健康・栄養調査」より

糖尿病と糖尿病予備軍の人は40代から増え始め、50代以降に急増します（上記参照）。男性の40代は8・2％ですが、50代では23・7％、60代で34・3％、70歳以上で42・0％にまで増えます。女性は男性ほど多くはありませんが、やはり年代が高くなるにつれて上昇していきます。

それにもかかわらず、**実際には糖尿病の人の約7割は治療を受けていない**といわれています。健康診断で糖尿病の疑いがあると指摘されたら、早めに医師の診察を受けるようにしたいものです。

糖質依存の怖さとは？

糖尿病が怖いのはさまざまな合併症が引き起こされるから

糖尿病は初期には自覚症状が出ることが少なく、健康診断で高血糖を指摘され「糖尿病予備軍かも」といわれても危機感を持てず、そのままにしてしまう人が多いようです。自覚症状が現れたときには、かなり病状が進行してしまっていることがあるため、早めに生活の改善に取り組むことが重要です。

高血糖が続いていると、全身の細い血管や神経の障害が出てきます。初期の段階では無症状ですが、次第にのどの渇き、手足のしびれ、疲れやすさなどの症状が現れやすくなり、さらに進むと目のかすみ、体重減少などがみられるようになります。

また、**糖尿病が怖いのは合併症が引き起こされるから**で、「三大合併症」と呼ばれ、とくに気をつけなければいけない合併症は「網膜症」「腎症」「神経障害」の3つです。

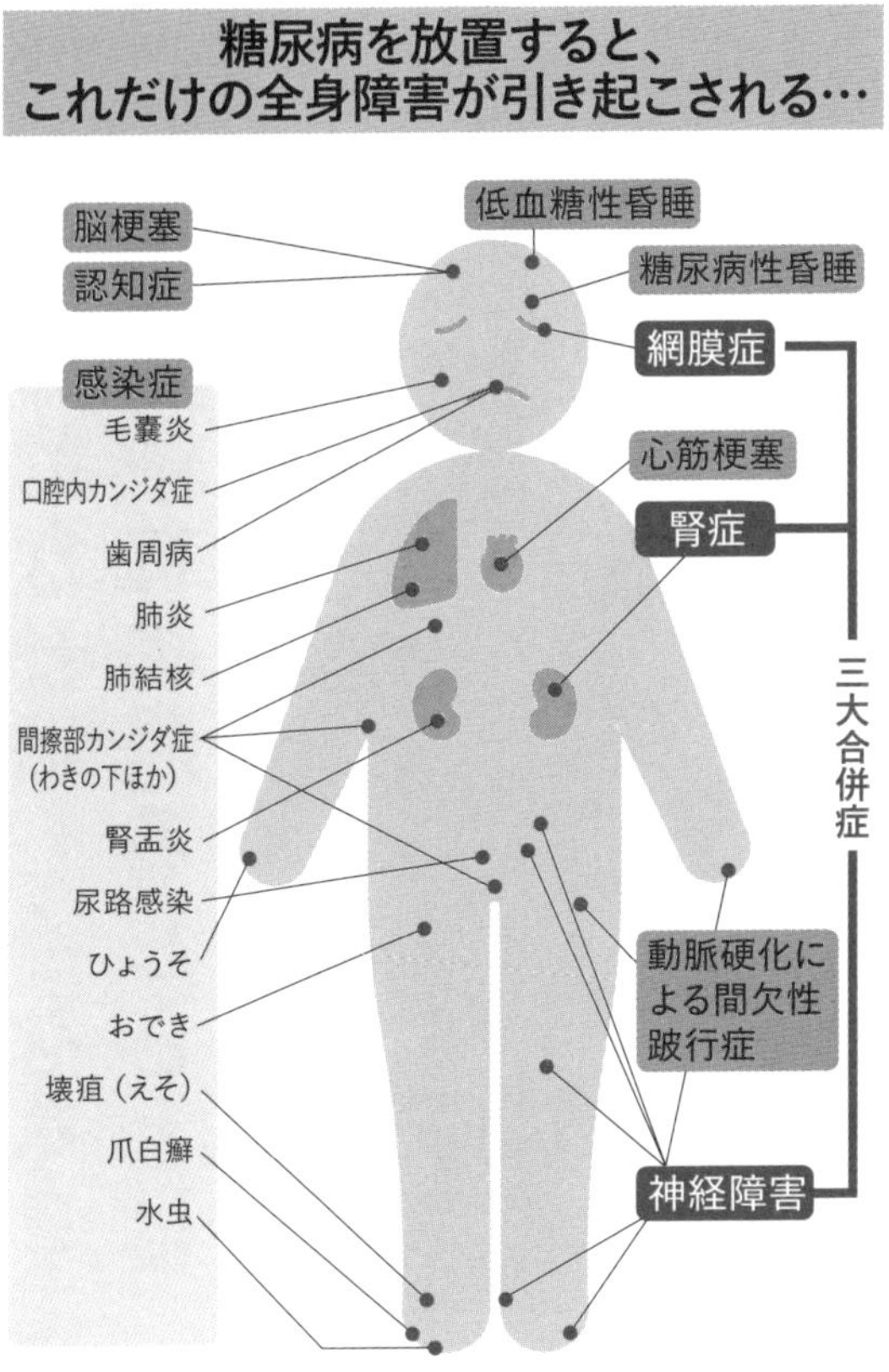

三大合併症以外にも、「脳卒中」「心筋梗塞」「脂質異常症」「感染症」「肺炎」「歯周病」などを発病しやすいことが分かっています。最近の研究では、糖尿病の人はそうではない人に比べて「アルツハイマー型認知症」や「脳血管性認知症」になるリスクが2～4倍も高くなることが報告されています。

命に関わるような重大な合併症を招かないためにも、早期から生活習慣をあらため、症状を改善することが大事です。

糖質依存の
怖さとは?

糖質はなぜ欲しくなる?糖質依存の恐ろしさとは

糖質がおいしいのは、甘みを感じると脳内で快感を覚えたときに放出される「ドーパミン」や「エンドルフィン」という物質が分泌されるから。そして甘いものがやめられなくなってしまうのは、甘いものが依存性の物質だからです。

「糖質依存」とは、甘いものなど糖質の摂り過ぎ(高血糖)でインスリン過剰となった結果、食後に起こる「反応性低血糖」という状態となり、その結果、強い空腹感に襲われて、さらに食べたい衝動が湧き起こるようになるものです。このような血糖の激しい変動による満腹と空腹感を繰り返す食べ方はとても危険だといえます。

人間の体には食料が足りなくなる緊急事態に備えて、糖質を蓄えておく機能があります。糖質のままでは貯蔵できないため、肝臓で糖質を中性脂肪に変えて保存するのです。

人類の歴史において99％は飢餓の時代といわれ、多くの人に食料が行き渡るようになったのはほんの100年ほど前のこと。満足に食料を得ることが難しく、飢餓と闘ってきた中で糖質は極めて効率的なエネルギー源であり、人類は本能的に甘いものを求めるようになったと考えられるそうです。

あなたは「糖質依存」になっていませんか？

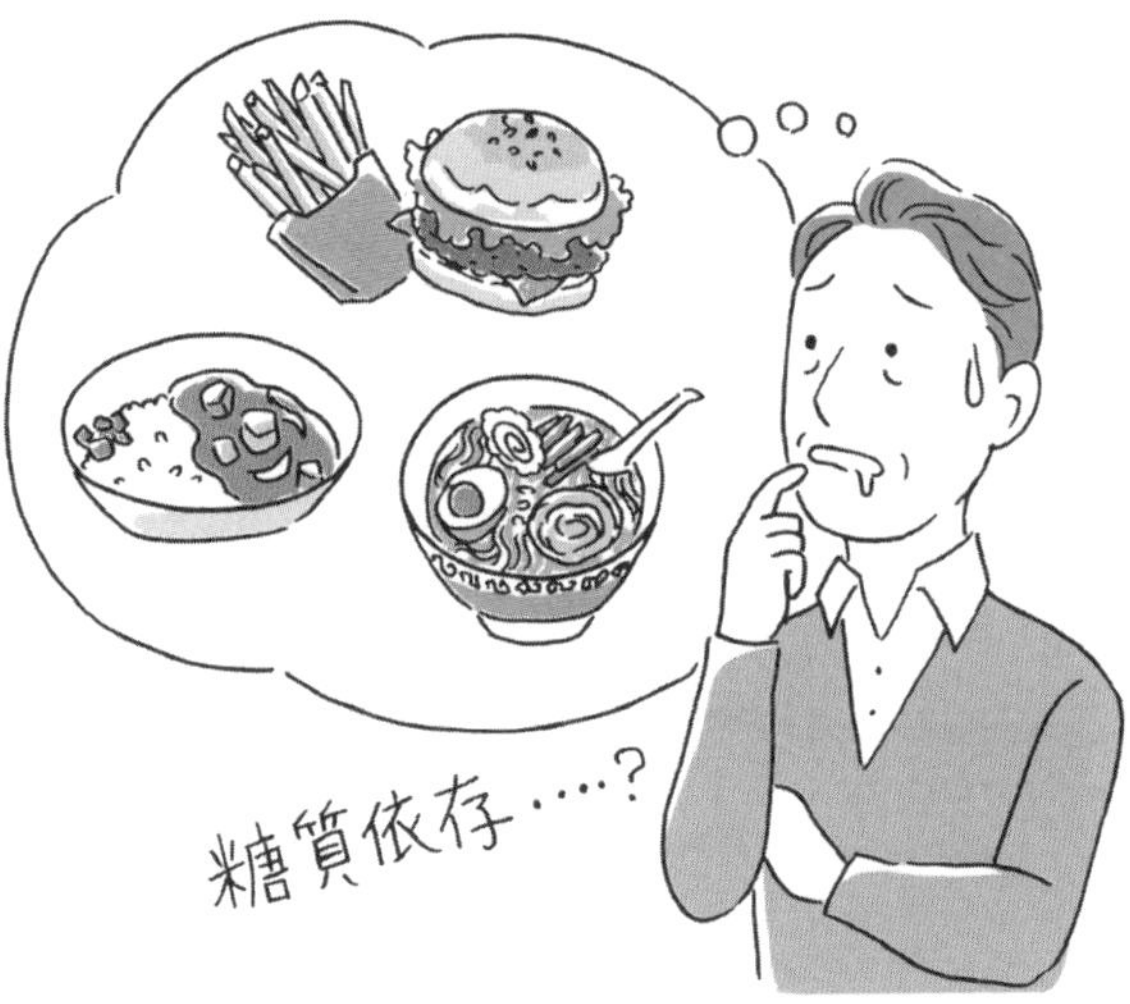

糖質依存の怖さとは？

知っておきたい糖質の正体

糖質は穀類やイモ類、砂糖などに多く含まれる栄養素で、私たちの体を動かしたり、脳を働かせたりするために必要なエネルギー源になります。

別の言い方をすれば、糖質は炭水化物から食物繊維を除いたものの総称で、**デンプンやオリゴ糖などの「多糖類」、キシリトールやマルチトールなどの「糖アルコール」、ショ糖（砂糖）やマルトース（麦芽糖）などの「二糖類」、グルコース（ブドウ糖）やフルクトース（果糖）などの「単糖類」から構成**されています（左ページ参照）。

また、糖質のほかに、「糖類」という言葉を聞かれたことがあると思います。糖類は糖質の一部を指す言葉で、先に書いた二糖類と単糖類のこと。よく「糖質ゼロ」「糖類ゼロ」と表記された食品に出合うことがありますが、実は少し注意が必要です。

「糖質ゼロ」であれば、二糖類や単糖類の糖類、多糖類も糖アルコールも含みませんが、「糖類ゼロ」の表記の場合だと、砂糖やブドウ糖などは含まないものの、キシリトールなどの甘味料が使われていたりするわけです。近年、糖質への関心が高まっていますが、こうした細かなところもチェックされてみると良いかもしれません。

では次のページから、糖質を過剰に摂取することで現れる血糖値の上昇、そして糖尿病の原因などについて触れていきましょう。

糖質の分類

- **糖質**
  - **糖類**
    - **単糖類**（ブドウ糖・果糖など）
    - **二糖類**（ショ糖・麦芽糖など）
  - **多糖類**（デンプン・オリゴ糖など）
  - **糖アルコール**（キシリトールなど）
  - **その他**

糖質依存の怖さとは？

脂肪肝は糖尿病にもつながりやすい

私はもともと肝臓病が専門で、大学病院時代から40年以上にわたって研究を続けてきました。その中で分かってきたのは、**肝臓病と糖尿病には密接な関係があること、そして脂肪肝が原因で糖尿病を発症するケースが多い**ことです。

脂肪肝になると肝臓の働きが悪くなり、「血液中のブドウ糖を蓄える」という肝臓の大切な機能が落ちてしまいます。そのため本来、肝臓で蓄えられるはずのブドウ糖が血液中に移動して血糖値が上がってしまうのです。

脂肪肝も糖尿病も自覚症状が現れにくい疾患です。**健康診断で血液検査を受けたときは、ALT（GPT）、AST（GOT）、γ-GTPの値に注意してみてください。**

注意したい3つの肝機能値

ALT（GPT）	基準値	30IU/ℓ 以下
	理想値	**16IU/ℓ 以下**
AST（GOT）	基準値	30IU/ℓ 以下
	理想値	**16IU/ℓ 以下**
γ-GTP	**基準値**	**50U/ℓ 以下**

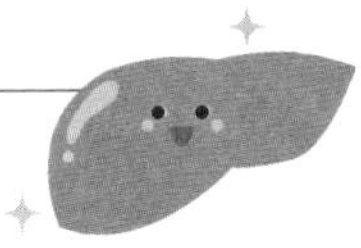

ＡＬＴ（ＧＰＴ）とＡＳＴ（ＧＯＴ）は肝細胞、γ‐ＧＴＰは胆管でつくられる酵素で、いずれも肝臓でタンパク質の代謝に関わる働きをしていますが、肝細胞が炎症を起こすと血液中に流れ出てくるのです。ＡＬＴ（ＧＰＴ）とＡＳＴ（ＧＯＴ）の数値が高くなった場合、非アルコール性脂肪肝炎（ＮＡＳＨ）、γ‐ＧＴＰの数値が上昇すると非アルコール性脂肪性肝疾患（ＮＡＦＬＤ）のリスクが高まります。

脂肪肝は糖尿病につながりやすいだけでなく、肝硬変や肝臓がんへと進行する可能性があり、さまざまな生活習慣病の危険性も高めることも分かっているので注意が必要です。

糖質依存の怖さとは?

脂肪肝の原因は脂質ではなく糖質

あらためて、脂肪肝とは中性脂肪が肝臓に蓄積する病気です。健康診断で見つかる病気で最も多いのは肝機能障害であり、そのほとんどが脂肪肝で、今や日本人の3人に1人が脂肪肝といわれているほどです。

脂肪というと脂質の摂り過ぎをイメージしたり、肝臓の病気というとお酒の飲み過ぎをイメージしたりするかもしれませんが、実は**脂肪肝の大きな原因は食べ過ぎにあります。それもご飯、麺、パン、果物などの糖質の摂り過ぎ**です。

糖質を多く摂り続けると、必要以上に中性脂肪が作られ、肝臓に蓄積されていきます。そして貯蔵しきれなくなった中性脂肪は内臓脂肪や皮下脂肪になります。これが

「糖質が太る原因」といわれる理由です。ちなみに、**肝細胞の20％以上に脂肪が蓄積すると「脂肪肝」と診断**されます。

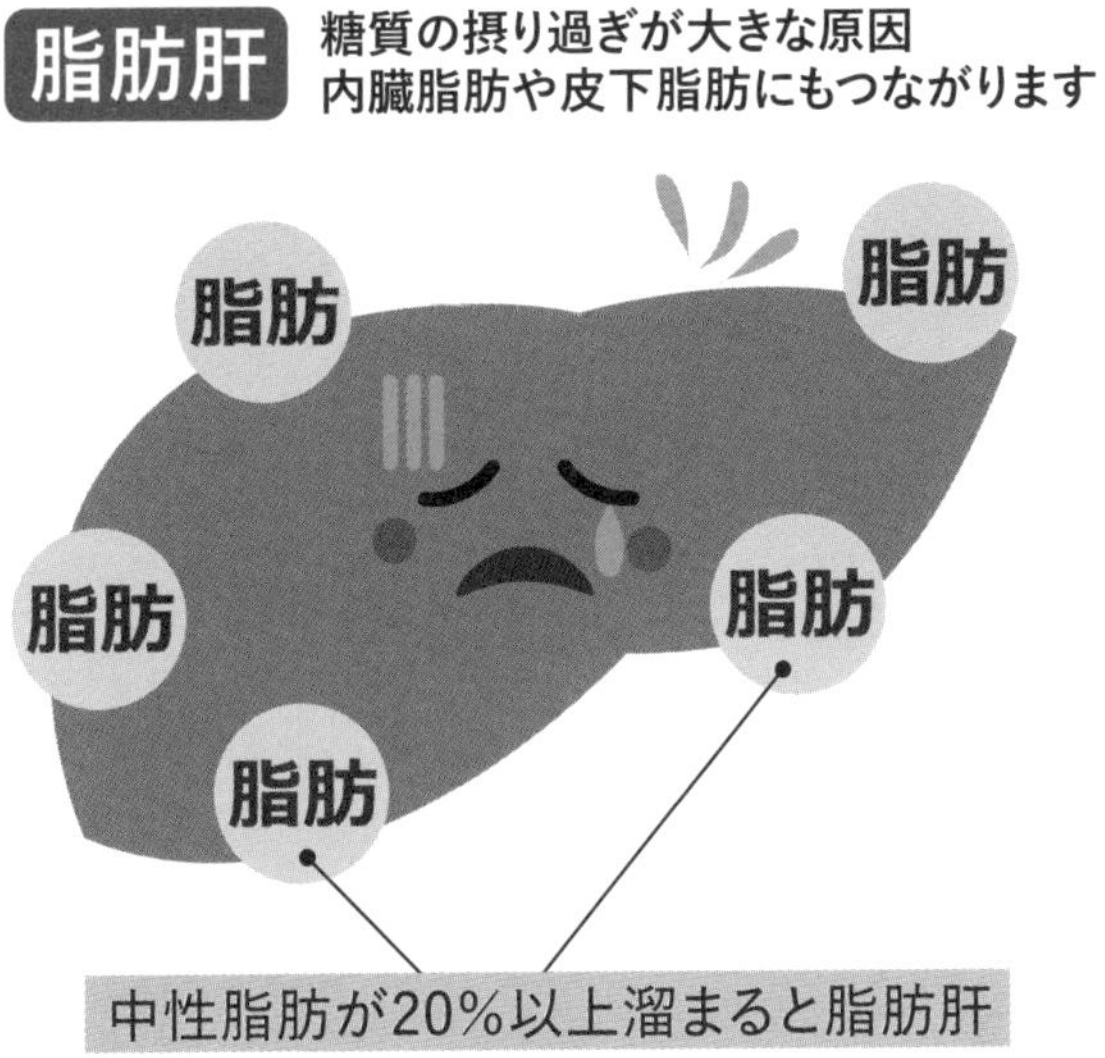

これは、非アルコール性脂肪性肝疾患（NAFLD）の前段階でもあります。脂肪肝の人のうち、1〜2割は肝硬変、肝細胞がんのリスクが高い非アルコール性脂肪肝炎（NASH）に進行してしまいますが、早期に発見して食習慣の改善と運動を継続すれば、比較的短期間で治すことも可能です。その意味でも、「食べ方」の習慣はとても大切なのです。

糖質依存の怖さとは？

肝臓専門医だから分かった！糖尿病を引き起こす真犯人

糖尿病はもちろん、高血圧や脂質異常症など、あらゆる生活習慣病は脂肪肝から始まると言っていいものです。

脂肪肝が進んで脂肪の量が増えると、人間の肝臓もまるでフォアグラのように肥大してしまいます。すると、血糖値や血圧、悪玉コレステロール値などが上昇し、これらの生活習慣病を発症するわけです。

糖尿病のことを少しご存じの方は、内臓脂肪が増えると糖尿病につながる…と考えておられたかもしれません。確かに、体脂肪には皮下脂肪と内臓脂肪があり、糖尿病は内臓脂肪によって引き起こされるといわれてきました。もちろんそれは間違いではありません。

いっぽうで体脂肪には、**皮下脂肪と内臓脂肪のほかに、第3の脂肪と呼ばれる「異所性脂肪」というものがあります。**異所性脂肪は「本来あるべきところでない場所にある脂肪」という意味で、脂肪肝もその一つです。注意すべきは、この異所性脂肪なのです。

異所性脂肪が溜まって脂肪肝になると、インスリンが効きにくくなり、肝臓から糖を放出してしまいます。これまでも説明したように、放出された糖は再び血液に戻り、血糖となって全身をめぐっていき、その結果血糖値が上昇するというわけです。

つまり、内臓脂肪を抑えることも大事ですが、むしろそれ以上に、**異所性脂肪である脂肪肝こそ糖尿病を引き起こす「真犯人」といえるもの。その状態を改善することが、血糖値の上昇を抑えるためには重要**であるといえるのです。

繰り返しになりますが、脂肪肝の大きな原因として挙げられるのが、糖質の摂り過ぎです。そのことをあらためて認識しておいていただきたいと思います。

糖質依存の怖さとは?

極端な糖質制限も脂肪肝の原因になる

脂肪肝になるのは多くの場合、糖質の摂り過ぎが原因ですが、いっぽうで**極端な糖質制限によって脂肪肝になることもある**ので注意が必要です。

極端な糖質制限を行うと、本来、体に必要な中性脂肪まで不足してしまい、大脳は「体が飢餓状態になった」と認識し、全身から中性脂肪を集めて肝臓に送ります。すると、手足などの脂肪は失われ、肝臓だけに脂肪が集中して脂肪肝になってしまいます。このような脂肪肝を**「ダイエット脂肪肝（低栄養性脂肪肝）」**と呼んでいます。

ダイエットに取り組むのはよいことですが、1か月に3kg以上の急激な減量、過酷なトレーニングなどはしないようにしましょう。

これまで、主に脂肪肝と糖尿病の関連について説明してきましたが、あらためて中性脂肪が肝臓に蓄積して脂肪肝になる仕組みについて左の図で示しました。

ALTとASTは肝細胞でつくられる酵素で、肝細胞が炎症を起こすと血液中に流れ出てしまいます。この値が脂肪肝の診断の目安になります（27ページ参照）。健康診断の際の参考にしてみてください。

ALT、ASTが増える仕組み

健康な肝細胞

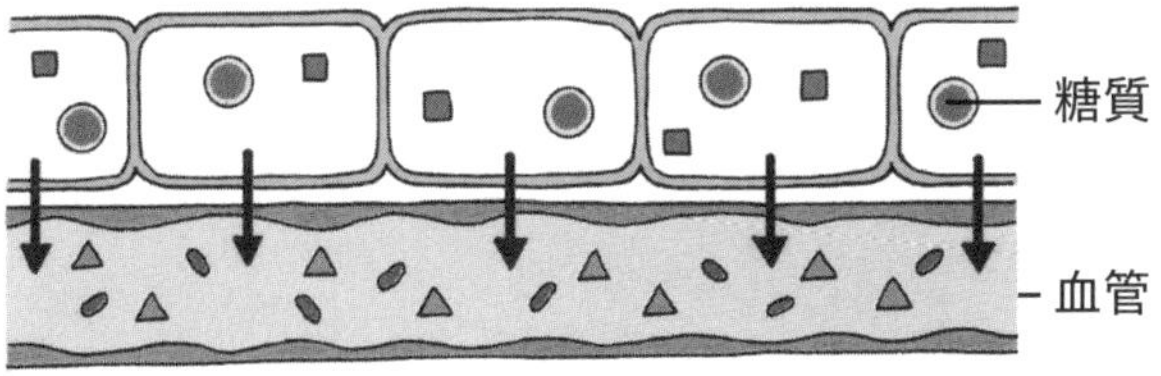

肝臓は糖質をブドウ糖に分解、健康な肝細胞だと必要に応じて糖質を血液中に放出するなど、血液中に流れ出るALTやASTは微量。

中性脂肪が増えた肝細胞

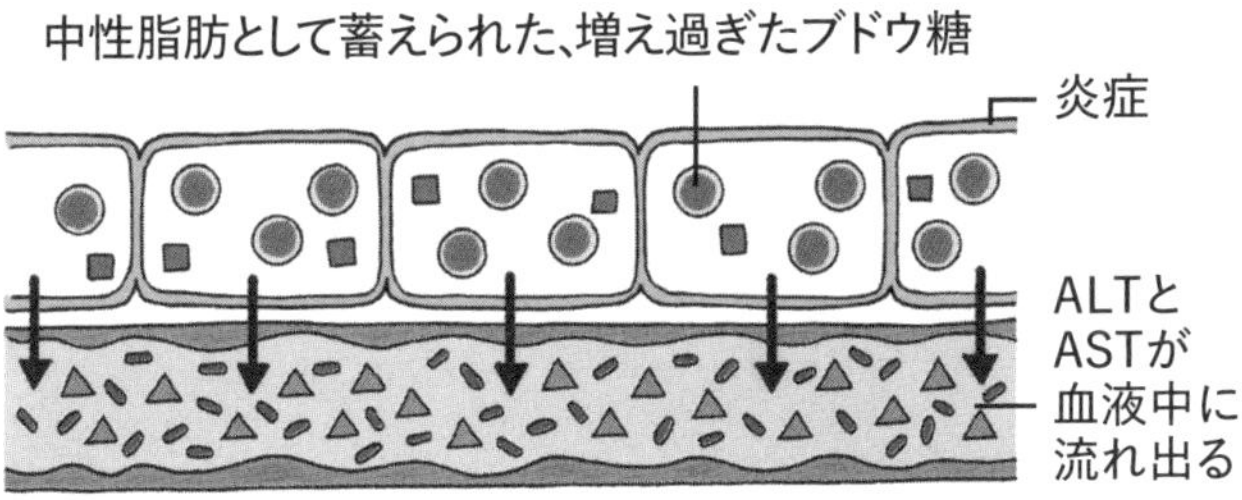

中性脂肪が増えると肝細胞は炎症を起こし、ALTやASTが血液中に流れ出るようになる。この値が脂肪肝診断の目安になる。

Column

知っておきたい
糖尿病の豆知識

01

糖質＆食品について誤解していませんか？

糖尿病のリスクを高める食事について、イメージが優先して誤解している方をよく見受けます。たとえば、こんなクイズを出してみましょう。

Q 次の２つの食品のうち、糖尿病の人や太り過ぎの人によくないのはどちらでしょうか？

①「塩せんべい」と「ショートケーキ」

②「ざるそば」と「ステーキ」

③「オレンジジュース」と「ココア」

いかがでしょうか？ 後者を選んだ人が多いのでは？ という気がします。

答えは、①が「塩せんべい」、②が「ざるそば」、③は「オレンジジュース」です。…意外ではありませんか？

①のせんべいは原料がお米ですから糖質が多く、血糖値を急上昇させやすいもの。②のざるそばも炭水化物が多く含まれ糖質が多い反面、ステーキはほとんどがタンパク質と脂質ですから血糖値は上がりません。③のオレンジジュースは果糖が多く含まれていますが、ココアにはポリフェノールが豊富で糖尿病の予防に役立つのです。食品が持つイメージに惑わされず、正しい知識を得ることが大事といえます。

第2章

医者と薬に騙されるな！
血糖値は自分で下げられる

糖尿病になればもちろん専門医にかかることが必要です。ただ何よりも大事なのが、自分自身で血糖値をコントロールする食習慣を身につけること。血糖値は自分で下げることができるのです。

血糖値を自分で下げるには

医者が指示する食事療法は時代遅れ？

糖尿病と診断されると、医師から「食事療法を行うように」といわれます。けれども、ただ我慢するのではストレスが溜まってしまい逆効果です。なかなか結果が出ない人が多いのは、**医療機関で指導される食事療法が今の時代に即していないから**です。

日本の糖尿病の食事療法は、理想の食事ができるように考案された「食事交換表」が基本になっていますが、中食・外食・コンビニ利用者が増えていることからも調理を基盤とした食品交換表の活用が難しくなっています。また長年、医療者の間でもカロリー制限が主流で糖質制限は異端視されてきましたが、**糖質制限のほうが取り組みやすく、減量や血糖値改善の効果が出やすい**ことが分かってきたのです。

ただ、糖質は人間が活動するためのエネルギー源として不可欠なものです。極端に制限して糖質が足りなくなると、低血糖症になり「イライラする」「疲れやすい」「日中眠くなる」といった症状が起こります。ですから、適正な量を摂ることが大切。**正しい食事法と運動を行っていれば、薬に頼らなくても糖尿病を改善させることが可能**なのです。

低血糖の症状は？

心身に下記のような症状を感じたら、食生活の見直しを考えましょう

- ◎疲れやすいと感じる
- ◎よく寝たつもりなのに疲れがとれない
- ◎少しのことでイライラしてしまう
- ◎甘いものが無性に欲しくなる
- ◎日中とても眠くなる
- ◎新しい仕事に取りかかるのが面倒だ
- ◎ノルマなどのストレスに向き合えない
- ◎過食や拒食を繰り返してしまう
- ◎ものごとの判断ができにくくなった
- ◎慢性的な頭痛がある
- ◎胃腸が弱くなった
- ◎アレルギー症状が出る
- ◎物忘れが多くなったように感じる
- ◎慢性的な頭痛がある

安易な「朝食抜き」はすべきでない

糖質制限をしたのに思ったほどやせなかったという人に多いのが「糖質を制限しているつもり」というパターンです。カロリーの知識はある程度あっても、糖質については意外に知らないため、**本人は一生懸命に「糖質を減らしているつもり」でも、実はできていない**ことが多いのです。

一方、糖質を減らせていたけれど、挫折してしまったという人も少なくありません。極端な糖質制限をすると、確かに短期間で体重は落ちるかもしれませんが、イライラ、思考力の低下、疲れ、眠気などの症状が現れて継続することができず、ギブアップしてしまうことが多いようです。

朝食抜きの人が増えている

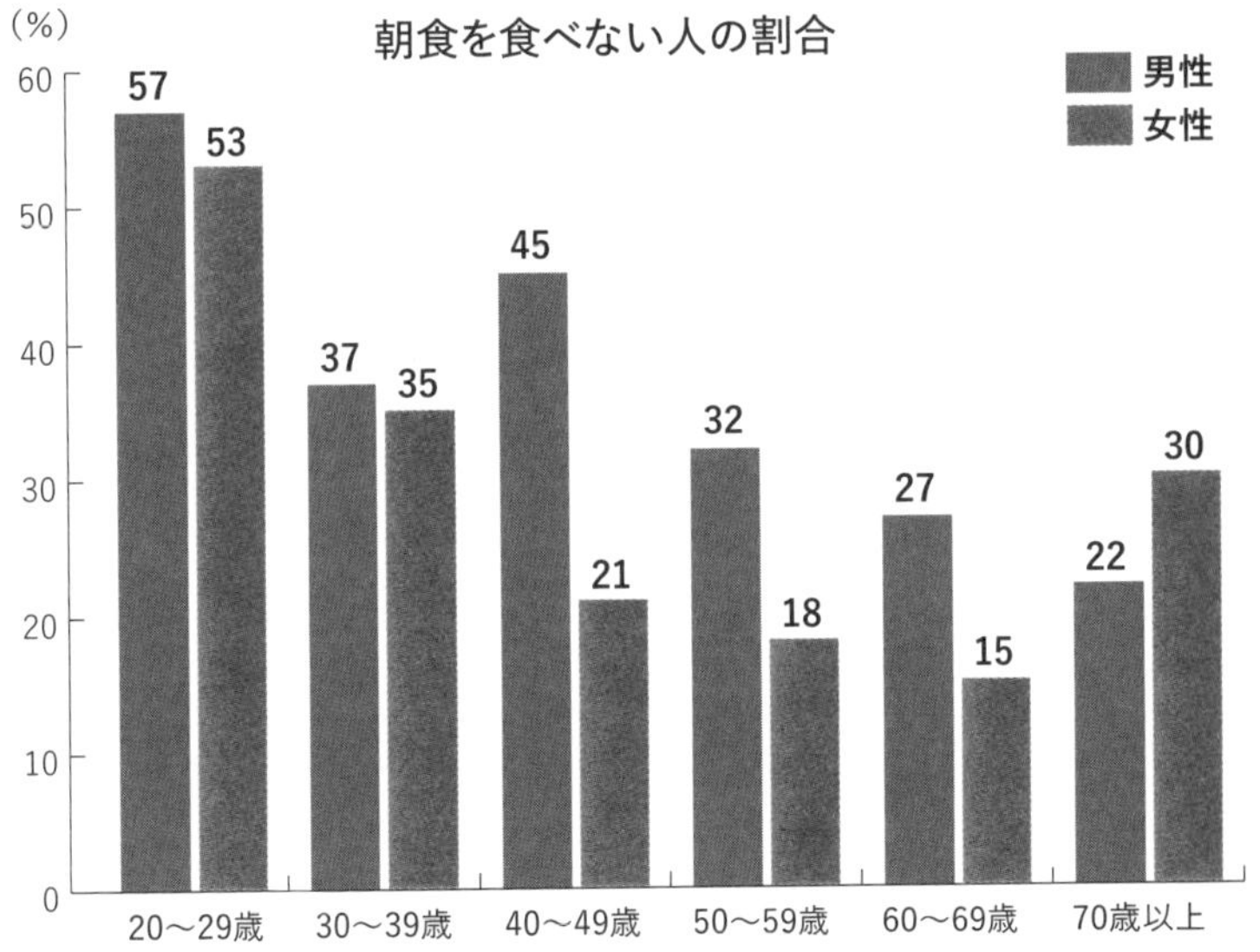

※出典：厚生労働省「平成30年国民健康・栄養調査」より

最近では、ダイエットのために朝食を抜く人も多いといわれており、厚生労働省の調査によると、男女とも20代の人の半数以上が朝食を摂っていないとの結果が出ています。

朝食を食べないと、前日の夕食から長時間にわたって絶食をすることになり、危機を感じた体は少量の糖質でも脂肪に変えて蓄えるようになってしまいます。安易な「朝食抜き」はすべきではありませんから注意しましょう。

血糖値を自分で下げるには

正しいのはカロリーではなく糖質を減らすこと

糖尿病になると、よく食事療法として「カロリー制限」をすすめられますが、カロリーに気をつけて真面目に取り組んでもうまくいかないことが多いです。それは、カロリーを減らそうとして、タンパク質や脂質も敬遠するようになるため。タンパク質が不足すると筋肉が落ち、体重は減りますが、体が危機を感じて脂肪を増やそうとして、それが脂肪肝や糖尿病の原因となります。**食後の血糖値を引き上げるのは「糖質」であり、注意すべきはカロリーではなく糖質の量というのが鉄則**なのです。

私が2015年にサッポロビールと共同で全国の男女1000人を対象に行った「食習慣と糖に関する実態調査」によると、とくに50代女性の糖質摂取量が多いこと

年代別・1日の食生活で摂取している糖質量

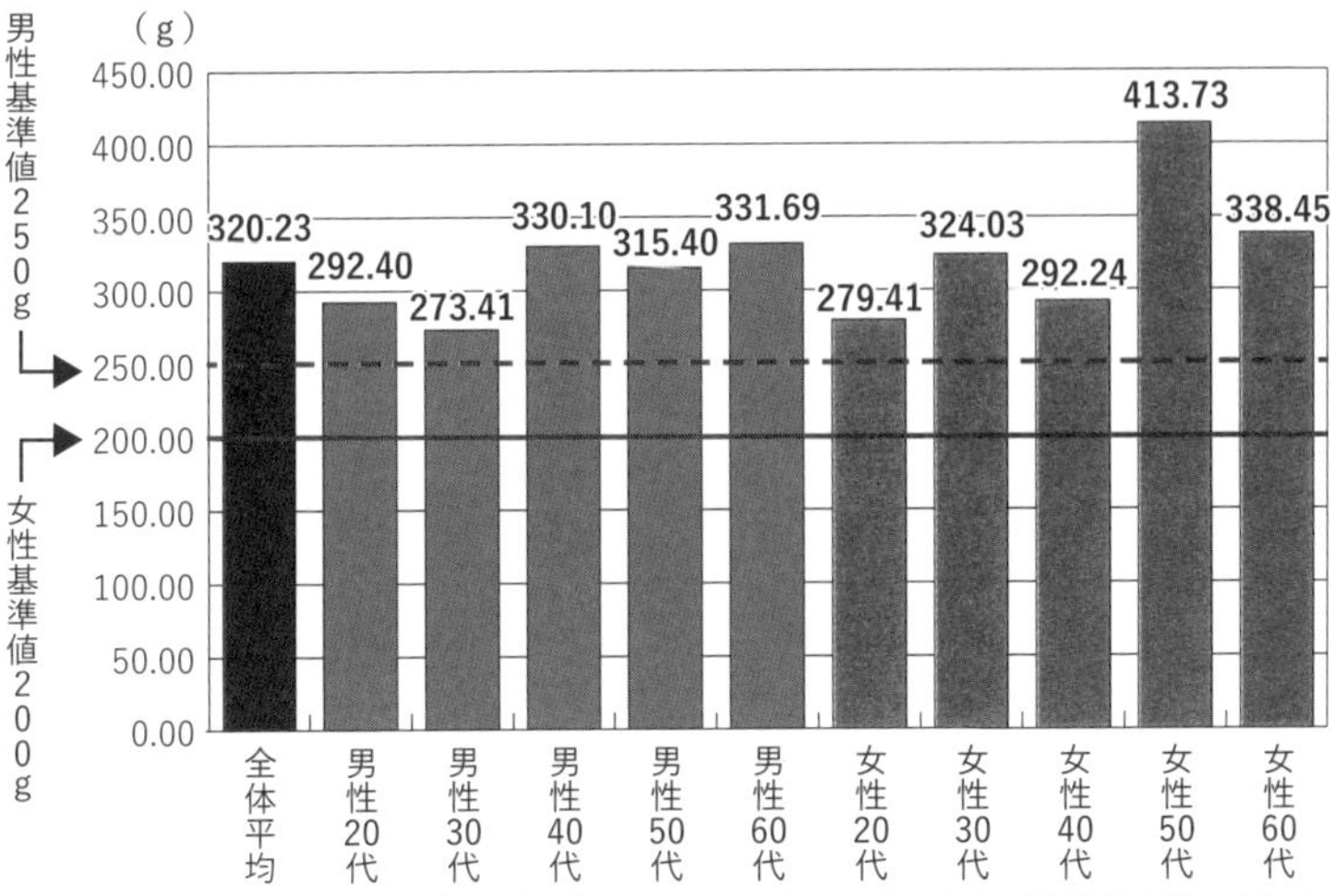

※出典：栗原毅・サッポロビール株式会社「食習慣と糖に関する20～60代男女1000人の実態調査」をもとに作成

が分かりました。私が提唱する1日の糖質摂取量の基準値は、女性200g、男性250gですが、調査の結果、基準値の2倍を超える糖質を摂取していたのです。

「食生活でカロリーの摂り過ぎに注意している」と答えた人のほうが、糖質を多く摂取している傾向もみられ、カロリーと糖質の違いを理解していない人が多いと考えられます。詳しくは第3章で述べますが、**糖質についての正しい知識を持つことが糖尿病を防ぐために大事**だといえるでしょう。

血糖値を自分で下げるには

知らないままに陥る「血糖値スパイク」の恐怖

普段食事を摂ると、体内に吸収されるときにブドウ糖に分解され、誰でも食後は血糖値が高くなります。けれどもインスリンの分泌量が減ったり、分泌のタイミングが遅れたりすると、十分に肝臓や筋肉などにブドウ糖が吸収されずに血糖値の急激な上昇が引き起こされます。

血糖値の変動の波は普通緩やかなのが、食後の血糖値が急上昇と急降下を起こす状態になることがあり、これを「血糖値スパイク」といいます。

スパイクは「とげ」を意味し、血糖値のグラフを見ると「とげ」のような形（左ページ参照）になっていて、この乱高下が血管にダメージを与えてしまいます。

血糖値の推移と血糖値スパイク

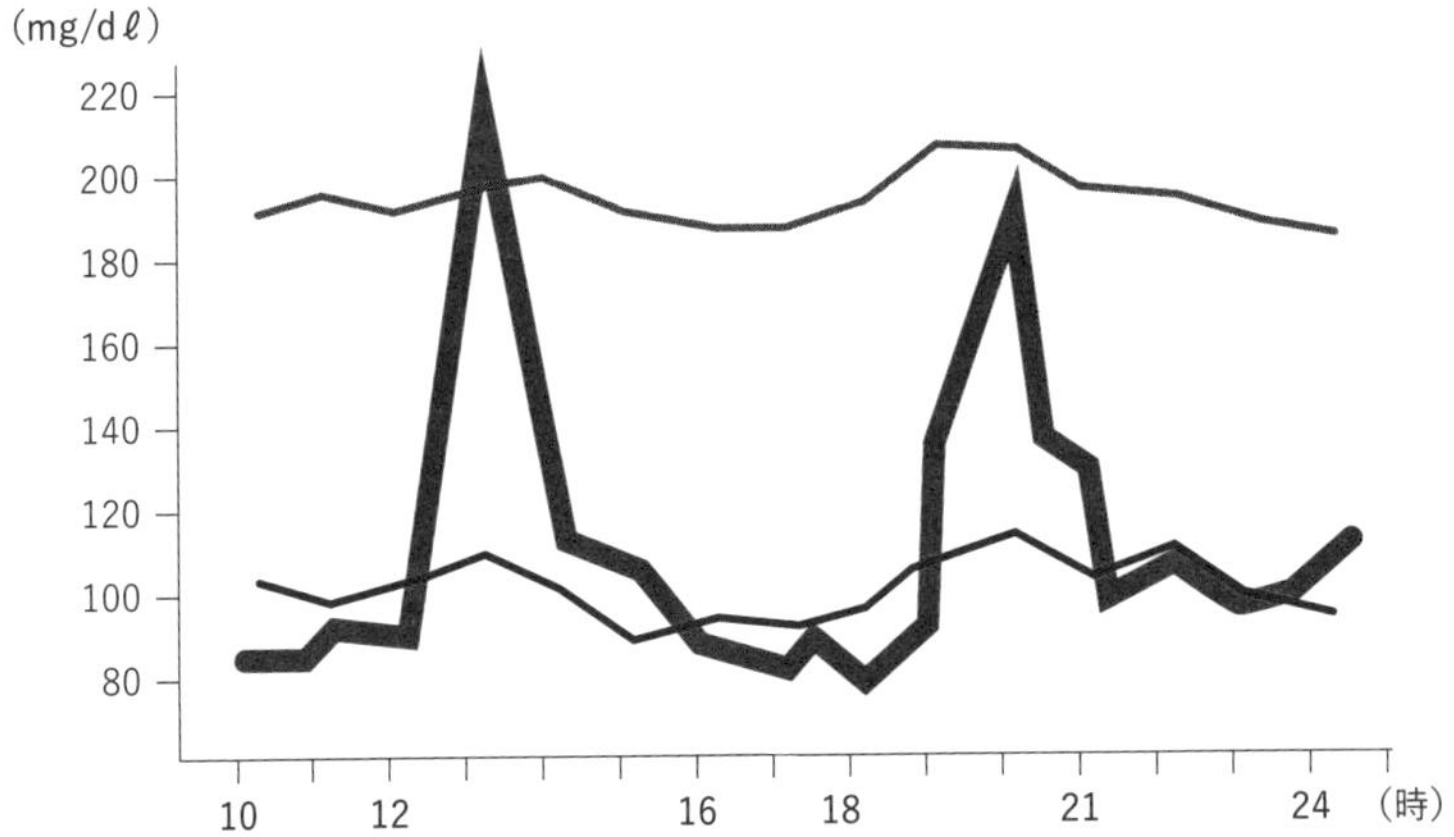

糖尿病の人の血糖値で、つねに値が高い
変動が激しく、血糖値スパイクが起きている
正常な人の血糖値

血糖値スパイクは、空腹時血糖値の数値には表れないため、発見されることが少なく、見逃されやすいという側面があります。つまり、**空腹時の血糖値は正常でも、食後の血糖値だけが高くなる人は、この血糖値スパイクである恐れがある**わけです。

血糖値スパイクを避けるために重要なのは、やはり「食べ方」です。糖質を控えめにし、食べる順番を工夫したり、よく噛んでゆっくり食べる。それによって急激な血糖上昇を予防することができます。

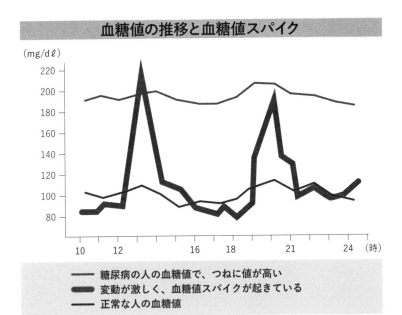

血糖値を自分で下げるには

ヘモグロビンA1cの改善は不可欠だが低血糖に注意

糖尿病の診断で使われるのは、血液検査の「血糖値」と「ヘモグロビンA1c」です。「血糖値」は、計測時の血液中のブドウ糖の濃度を表す数値で、空腹時には低く、食事をすると上昇し、食後、数時間経つと下がる、というように変動します。

それに対して「ヘモグロビンA1c」は、過去1~2カ月の平均した血糖の状態を表す数値で、食事の有無や採血の時間などで変動しないため、普段の血糖の状態を知ることができます。

糖尿病治療の基本は、血糖値を下げた状態を維持することで、このことを「血糖コントロール」といいます。年齢や世代によって血糖コントロールの目標値は異なりま

血糖コントロールの目標値を知ろう！

目標	ヘモグロビンA1c（%）	
血糖正常化を目指す際の目標	6.0%未満	適切な食事療法や運動療法だけで達成可能な場合などの目標
合併症予防のための目標	7.0%未満	合併症予防の観点からの目標とすべき数値
治療強化が困難な際の目標	8.0%未満	低血糖などの副作用やその他の理由で治療の強化が難しい場合の目標値

す。条件によって変動しやすい血糖値より、直近1～2カ月の血糖の平均が分かる**ヘモグロビンA1cを見れば、その人の血糖コントロールの状態、つまり食事療法や運動量に問題がないかも把握できる**のです。そのため、現在はこれを重視する医師が増えています。

ただし、「糖尿病を良くしようとしてヘモグロビンA1cを無理に下げようとすると逆に死亡率が上がる」という研究結果もあるなど、「低血糖」を引き起こしやすいため注意が必要です。

血糖値を自分で下げるには

日本人が昔から食べている米が健康に悪いはずがない!?

糖尿病になりやすい食べものは、脂《あぶら》っこいものや脂身の多い肉だと思われがちですが、繰り返し述べているように、**最も気をつけるべきなのは「糖質」の摂り過ぎ**です。

そして糖質の代表は、ご飯（白米）です。日本人の多くは炊きたての白いご飯が大好きですが、そのおいしさの秘密は白米に含まれる糖質なのです。

お米や麦などの穀物は、主に糖質と食物繊維でできています。白米は米から食物繊維やぬかを取り除いているため、糖質の比率が高くなっています。高齢の方の中には「日本人が昔から主食にしてきた米が健康に悪いはずはない」という「白米信仰」のような考えを持っている人もいますが、肉の脂身《あぶらみ》が好きな人よりもご飯を多く食べる人のほうが危険なのです。

ご飯のほかに、麺類、パン類、イモなどの穀物類、果物、砂糖などに糖質は多く含まれています。お菓子はもちろん、清涼飲料水には大量の砂糖が使われており、一見、健康的に思えるスポーツドリンクなども糖質が多いので注意が必要です。

果物はヘルシーなイメージがあるかもしれませんが、吸収の早い果糖がたっぷり含まれているため、血糖値の上昇を招きやすい食材でもあります。空腹時や夜寝る前などは避け、朝に少量を摂るようにしましょう。

ご飯の量と糖質の関係

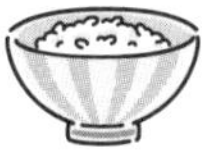	**お茶碗少なめ**	100g＝糖質37g
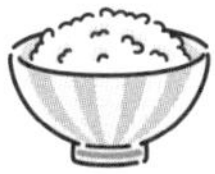	**お茶碗1膳**	150g＝糖質55g
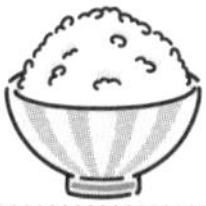	**お茶碗大盛り**	200g＝糖質74g
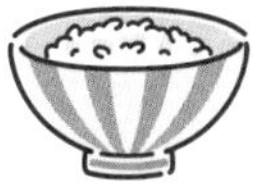	**どんぶりの場合**	280g＝糖質103g

大盛りを食べている人は普通盛りに、普通盛りの人は少なめにして糖質摂取量を改善しましょう。

薬だけに頼っていると糖尿病は治らない

糖尿病と診断され、なかなか数値が改善されないと「血糖値を下げる薬」「インスリンの分泌を促す薬」などが処方されることがあります。

薬物療法には合併症を予防したり、血糖を下げることで膵臓《すいぞう》を休ませてインスリン分泌を回復させたりする効果もあります。ただし薬を服用することで検査数値がよくなると、患者さんは根本的な原因が解決されないまま薬に頼るようになってしまい、より強い薬が必要になったり、最終的にインスリン療法が必要になったりすることがあるのです。

薬ばかりに頼らずに、糖尿病を引き起こしている原因を見極め、根本的な部分を改

善しないと症状は良くなりません。大事なのは、根気よく食事療法と運動療法を行いながら、効果的な薬物療法を行うことです。

運動不足や食べ過ぎなどの好ましくない生活習慣が積み重なって糖尿病を引き起こしていることが多いため、日常生活を見直し、良くない習慣は改善することが必要です。そのままだと、症状が改善しないばかりか、病気がさらに進行してしまう恐れもあります。

ですから、私は本当に必要なとき以外、なるべく薬は処方しないようにしています。そして薬を出している場合も数値が改善してきたら、タイミングを見て服薬をやめることを検討します。

うまく薬をやめることができた患者さんは、自分で治そうという気持ちが強くなり、本気で食事療法や運動療法に取り組むようになります。すると、数値が良くなり、薬に頼らなくても糖尿病を改善させることができるのです。

血糖値を自分で下げるには

血糖値を下げる特効薬は「正しい食べ方」

糖尿病を予防・改善するには、まず食事を見直すことが必要です。とはいえ、食生活を大きく変えるのは大変ですし、なかなか続かないでしょう。しかし、ちょっとご飯を減らしたり、食べる順番を変えたりといったテクニックだけでも、かなり効果が得られることが分かっています。**薬に頼らずに「血糖値を下げる食べ方」を理解し、毎日の食事に取り入れていただきたい**と思います。

糖質の多い食品の中でも、血糖値を急激に上げるものと緩やかに上げるものがあります。血糖値を急激に上げる食べものを摂ると、血糖値を下げるインスリンが短時間に必要になり、血糖値をうまく下げることができなくなります。順番を意識して糖質をゆっくり吸収するような食べ方を心がけましょう。**具体的には「野菜のおかず→肉・魚などのおかず→スープ・みそ汁→ご飯・パン・麺など」という順で食べると、食後の血糖値の上昇を抑えることができます**（詳しくは第5章をご覧ください）。

また、意外に注目されていないのですが、糖尿病の方々にみられる共通点は「早食い」です。私たちが「お腹いっぱいになった」と感じるのは、食事をして糖質が小腸から吸収され、ブドウ糖が血液中に増え、それを脳内の満腹中枢が感知するからです。

通常、食事を始めてから満腹中枢が刺激されて満腹感を感じるまでには15分から20分ほどかかります。ところが、早食いの人は満腹信号が発せられる前に食べ過ぎてしまいがちです。簡単なようで難しいのですが、ゆっくりよく噛んで食べることを意識すると、過食を防ぐことができます。

正しい食べ方が何よりも特効薬です。「3週間で血糖値・ヘモグロビンA1cが下がる」食べ方の知識を得ることで、ぜひ糖尿病の予防や治療に役立ててください。

血糖値を自分で下げるには

欧米人と日本人との体質の違い、食生活の変化を認識しよう

農耕民族だった日本人の食生活は、米など穀物が中心で肉はほとんど食べることのない、高炭水化物・低脂肪が特徴でした。さらに働き者で活動量が多く、食事から得たエネルギーはすぐに代謝されたため、インスリン分泌量が少ない体質になったと考えられます。

一方、牧畜民族だった欧米人の食生活は、大量の肉を食べることが多かったことから血糖値の上昇を抑えられるよう、十分なインスリン量が分泌される体質になったのでしょう。実際、日本人と北欧白人とでブドウ糖を摂取したときのインスリン分泌量を比較した実験では、日本人のインスリン分泌量がかなり少ないことが分かりました。

しかし、体質は変わらないまま、戦後、**高度経済成長期を迎えた昭和30年頃からの日本では食生活が大きく変わり、肉料理を頻繁に食べるようになりました。**そのため、動物性のタンパク質と脂肪の摂取量が急激に増えたのです。欧米の食文化が広まったことは悪いことばかりではなく、十分なタンパク質を摂れるようになったことで低栄養が解消され、結核などの感染症も減り、平均寿命が延びることにもなりました。

現在、問題なのは共働き家庭の増加などで孤食が進んだ上、手作りの料理よりもファストフードやインスタント食品を口にする機会が増え、糖質の摂取量も増えていることです。食事の時間をなるべく短くして、ほかのことを充実させようとする人も多いため、食事時間はますます短くなる傾向にあり、大人はもちろん、若い世代の糖尿病予備軍も増えています。

早いうちから食べ過ぎに注意し、運動不足を解消するなど、意識して食習慣を変えていくことが必要です。

ダイエットのリバウンドの本当の怖さ

糖質オフはそもそも糖尿病の食事療法から始まり、ダイエット法として一般に広まったものです。糖尿病患者に対する糖質制限については医師の間でも賛否両論があり、長期的に続けたときの効果や安全性はまだよく分かっていない部分もあります。糖尿病の人が医師の指導の下で糖質制限を行うのはいいですが、**ダイエット目的の人が自己流で極端な糖質制限を行うことはおすすめしません**。

なぜなら、急激な減量はリバウンドのもとだからです。リバウンドというと「食べたいのを我慢していた反動で暴飲暴食をして太ってしまうこと」と思われがちですが、本当の意味は少し違います。急激に減量すると、脂肪だけでなく筋肉がやせてしまい基礎代謝が落ちます。また、脳が危機を感じて消費エネルギーを抑え、体重を維持しようとするため、やせにくく太りやすい体質になってしまうのです。

こうして**糖質を極端に制限すると、減量とリバウンドを繰り返す「ウエイトサイクリング」や「ヨーヨー現象」などと呼ばれる状態を招きやすくなります**。減量とリバウンドを繰り返す回数が増えるごとに、ますます減量しにくくなり、心臓の病気や睡眠障害のリスクが高くなるとの研究結果もあります。

第3章から詳しく述べていきますが、リバウンドの心配がなく一生健康的に続けられるのは、**糖質〝ちょいオフ〟ダイエット**なのです。

「ウエイトサイクリング」に注意！

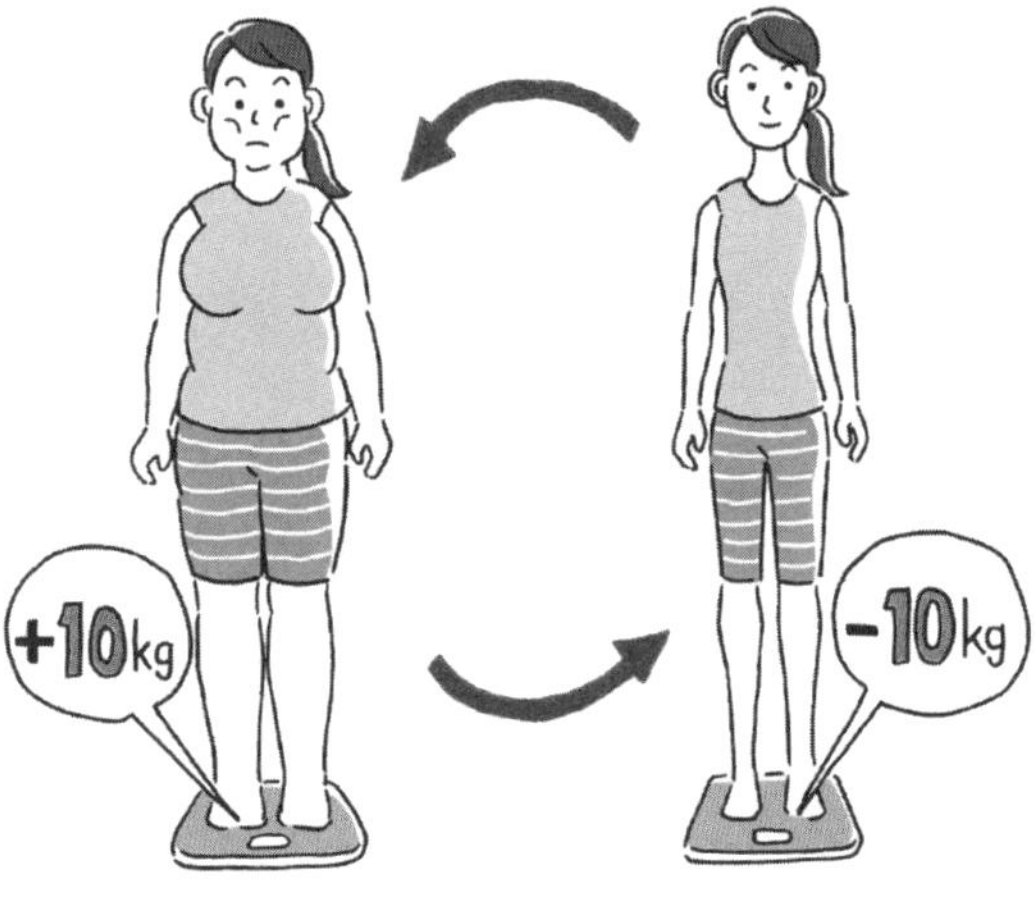

Column

知っておきたい
糖尿病の豆知識

02

牛丼を美味しく健康に食べる「5か条」

今や日本人の国民食ともいわれる「牛丼」。安価で手軽に腹ごしらえができる牛丼は、長くサラリーマンの味方として重宝されてきました。

けれども、なにも考えずに牛丼を食べ続けていると、血糖値の上昇という結果を招くことにもなりかねませんから注意しましょう。

そこで、美味しく健康的に牛丼をいただくための５か条を紹介します。牛丼にかぎらず、他の「○○丼」を食べるときの注意点にも通じる部分がありますから参考にしてみてください。

〔その１〕サイドメニューも注文し、まずはサラダから食べる
〔その２〕ご飯は、食事を開始して２分後から食べる
〔その３〕牛肉や玉ねぎなどの具は 30回噛んでから飲み込む
〔その４〕つゆだくは止め、紅しょうがや七味を利用
〔その５〕大盛・特盛は避け、並盛でお腹いっぱいに！

野菜から食べてご飯は少し後で。よく噛むことで糖の吸収が緩やかになります。つゆには糖質が多いのでできるだけ控え、紅しょうがや七味を使えば味に変化が出て満腹感が高まります。１～４を実践すれば、並盛でも「お腹いっぱい」を感じられるようになりますよ。

第3章

3週間で血糖値・ヘモグロビンA1cが下がる食事法 1

間違いだらけの糖質オフ

血糖値を確実に下げる正しい食事

糖質摂取を抑えれば血糖値が下がることはご理解いただけたと思います。ではどうすれば、効果的に糖質摂取を減らせるのでしょうか。正しい「糖質オフ」の方法を紹介していきましょう。

血糖値を
下げる食事法

糖質を減らす「ちょいオフ」が大事

1・2章で糖質と脂肪の関係を説明しましたが、怖いのは、糖質の摂り過ぎです。**太りたくない、やせたいならカロリー制限ではなく、糖質の食べ過ぎを改めるべき**なのです。いっぽうで、なんとなく「脂肪が体の中に溜まると太る」と考えている人は多いと思います。確かに、体の中に脂肪が異常に蓄積された状態を肥満というのですから、あながち間違いとはいえないかもしれませんね。

では、脂肪をたくさん摂れば、どんどん太って、やはり肥満になるのでしょうか。

答えは、NOです。「脂肪は太る」というのはあくまで感覚的なもので、私たちの体は脂質を摂れば、それがすぐに皮下脂肪や内臓脂肪になるようにはできていません。

これまで説明してきたように、糖質を過剰摂取してブドウ糖が余ってしまうと、それらが「中性脂肪」となって体に蓄えられてしまい、その結果太るのです。

そして「血糖値」は言うまでもなく、糖質を食べると上昇します。血糖値が高くなると、それを調節するためにインスリンが分泌されますが、インスリンには「脂肪合成を高める」「脂肪の分解を抑える」といった作用もあり、血糖値の急上昇に伴ってインスリンが大量に分泌されることも、肥満の原因になるのです。

怖いのは脂肪の摂り過ぎではなく、糖質の過剰摂取と、血糖値の上昇によるインスリンの過剰分泌ということ。つまりは糖質ちょいオフと、血糖値を確実に下げるための「正しい食事」が必要になるのです。

糖質ちょいオフの食習慣を身につけよう！

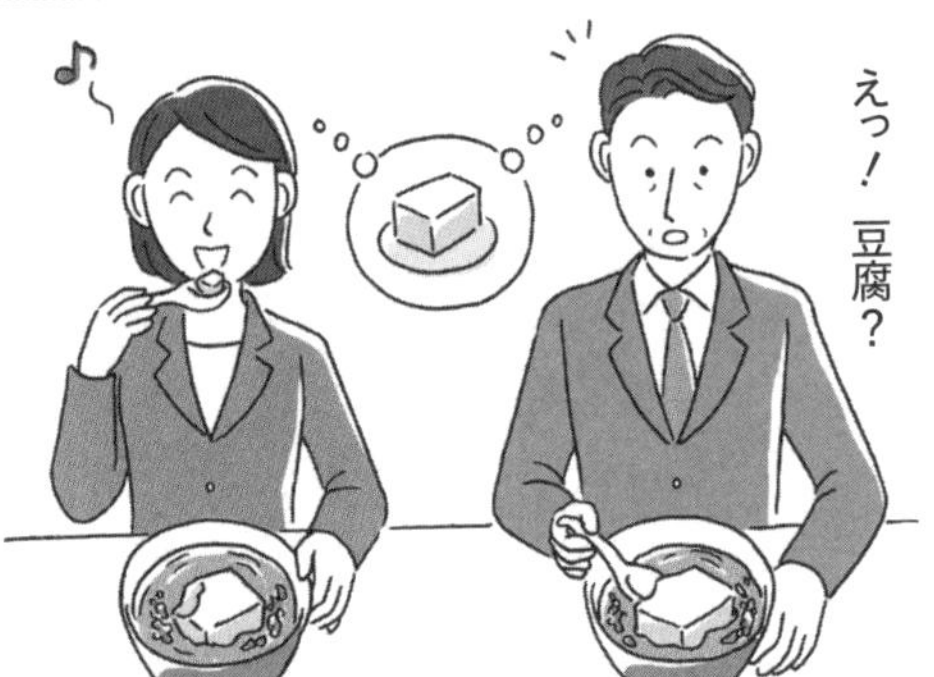

ご飯から豆腐へチェンジ！など、
糖質を減らす食事法がおすすめ

血糖値を下げる食事法

炭水化物は「糖質」と「食物繊維」

血糖値を上げ、肥満を促してしまう糖質。糖質は「三大栄養素」である炭水化物・タンパク質・脂質の中で、なにに最も含まれているでしょうか。答えは炭水化物です。もちろん炭水化物は、ご飯やパン、麺類などの日本人の「主食」を成すもので、人間のあらゆる活動をつかさどるエネルギー源になるもの。私たちにとって最も身近な栄養素であり、まったくの悪者というわけではありません。ただ、**炭水化物は血糖値の上昇と肥満をもたらす原因になりますから注意が必要。なかでも、「糖質」を多分に含む食品には気をつける必要がある**のです。

そして、ここで注目したいのは、一概に炭水化物のすべてが同じように糖質を含んでいるわけではないということ。炭水化物は大きく「糖質」と「食物繊維」に分けられ、糖質はブドウ糖に変わりエネルギー源となりますが、食物繊維は消化されないためエネルギー源とならず、血糖値も上げません。つまり**炭水化物が多くても、食物繊維が多く含まれていれば血糖値は上がりにくい**のです（下図参照）。

炭水化物の摂り過ぎは血糖値を上げる原因にはなりますが、その中身をよく見きわめれば、糖質をできるだけ抑えた中での食事が可能になります。

糖質量はどうやって把握する？

【糖質】＝【炭水化物】－【食物繊維】

たとえば、〔炭水化物50g－食物繊維２g＝糖質48g〕となります

栄養成分表示（1個あたり）	
エネルギー	427kcal
たんぱく質	15.7g
脂質	19.2g
炭水化物	45.3g
（糖質43.5g／食物繊維1.8g）	
食塩相当量	0.02g

← 食品ラベルの例

炭水化物から食物繊維を引いた量が「糖質量」です。食物繊維の表記がない場合は、炭水化物の量でおおよその糖質が分かると理解しましょう。

間違った糖質オフの食事がもたらす怖〜い現実

これまでの章で、「糖質」を摂り過ぎることの怖さや、糖尿病や肥満に直結してしまうリスクなどについて説明してきました。とくに糖尿病予備軍にある人は、「糖質オフ」「糖質制限」の必要性を認識していただけたかと思います。一方で、間違った糖質オフの食習慣を身につけてしまっている人が増えていることも心配の一つです。

確かに糖質の摂取をできるだけ控えれば、肥満の人はやせられる可能性が高まります。けれども糖質オフは、糖質を減らす食生活をしようとすればするほど、逆効果になってしまうことがあります。糖質に対する正しい知識がなければ、おのずとそうなってしまうのです。

たとえば、ダイエットのためにと野菜ジュースを毎朝飲んでいるとき、市販の野菜ジュースの中には多くの果物が含まれているものがあり、糖質（果糖）の摂り過ぎにつながることがあります。ほかにも、糖質制限を目的にサラダを積極的に食べようとしてポテトサラダを選んでしまうと、芋のデンプンには糖質が多く含まれていることから本末転倒な結果に…。**糖質オフをしているつもりでも、かえって糖質たっぷりの生活になっていることは多々あるわけです。**

また、極端な糖質制限（糖質オフ）を行っていくと、減量とリバウンドを繰り返す「ウエイトサイクリング」（55ページ参照）の状態になりやすく、何より主食のご飯やパンなど炭水化物の摂取を極端に我慢するのはストレスが溜まり、長続きしません。

そこで必要なのは、**主食を中心に糖質をちょっとオフする（減らす）、糖質の「ちょいオフ」**です。糖質を多く含む食べ物を正確に把握して、その量をそれぞれ1〜2割ずつ「ちょいオフ」していくことが大切なのです。

無理なく「糖質ちょいオフ」を続けよう

では私たちは、1日の中で糖質をどれくらい摂取すれば適量といえるのでしょうか。私はこれまで多くの糖尿病の診断・治療にあたってきた中で、1日あたりの糖質摂取量の基準値（推奨値）は、男性が250g、女性が200gであるとしています。

41ページでも少し触れましたが、以前、大手某飲料メーカーが行った、全国の20〜60代の男女1000名を対象にした「食習慣と糖に関する実態調査」を監修した際、実際に1日の食事で摂取している糖質の総量の平均は、男性が309g（角砂糖約15個分が過剰）、女性が332g（角砂糖約33個分が過剰）でした。基準値を超えて糖質を摂取している人の割合は73・5％に上り、男性62・4％に対して女性が84・7％

と、女性のほうが過糖質の傾向にあることも分かりました。

つまり男女を問わず多くの人が、糖質の過剰摂取の状態にあるわけです。**この値を男性が250g、女性が200gの基準値内にするために、普段からの「糖質ちょいオフ」を心がけることが必要**なのです。

この数値に基づくと、一般的な目安として、男性309g→250g、女性332g→200gに減らしていくための「糖質ちょいオフ」が必要と分かります。

そして、**ご飯1膳（150g）には約55gの糖質が含まれていますから、男性は1日に1膳、女性は2膳強を減らしていく感覚で、その日の「ちょいオフ」が実現できる**わけです。

どうですか？　これくらいの量であれば、無理なく続けられる気がしませんか？

ほかにも食べもののいろんな工夫で「糖質ちょいオフ」は可能です。糖質を目の敵にするのではなく、いつもの食事から「ちょっとオフする習慣」を身につけましょう。

血糖値を
下げる食事法

「糖質ちょいオフ」は「主食のちょいオフ」から始めよう

昨今の糖質制限ダイエットブームもあり、主食をほとんど摂らないなどの極端な制限をかける人が少なくないようです。けれどもこれまで説明してきたように、自己流の安易な食事制限やダイエットは、自分の体を危険な状態に置いてしまうことになります。

その点、「糖質ちょいオフ」とは、言い換えれば「糖質は程よく摂る分には構わない」ことを意味します。つまり、適度に糖質を減らしながら、ストレスを感じない健全な食生活にしていこうというものなのです。

なかでも中心となるのが、前ページでも触れた、**「主食のちょいオフ」**です。

前述したように、ご飯茶碗１杯（１５０ｇ）の糖質＝約55ｇを減らすほか、ラーメンやうどんなどの麺類は、具材にもよりますが、１杯の糖質は60～90ｇ程度です。いつも大盛りを頼んでいたなら、普通盛りにするよう心がけましょう。

また、６枚切りの食パン１枚（60ｇ）の糖質量は約27ｇですから、３枚食べていた人は１枚程度にちょいオフすることを考えると良いでしょう。

主食は最も食べる頻度の高いものでもあり、意識して「ちょいオフ」することで、糖質の摂取を抑えるための効果が期待できます。

習慣づけしやすい「主食のちょいオフ」によって、食後血糖値の上昇が抑えられ、インスリンの分泌も少なくてすみます。

その結果、糖質が体脂肪として蓄えられないため、インスリン抵抗性を引き起こす脂肪肝が改善し、内臓脂肪も減っていきます。おのずと糖尿病を防ぎやすい体になるわけです。

血糖値を
下げる食事法

意識したいのは「PFCバランス」

主食のちょいオフをすることで、炭水化物の摂取を抑え、糖質の摂り過ぎを改善することができます。けれども、糖質を減らすだけで健康な体づくりが実現できるわけではもちろんありません。大事なのは、あくまでも栄養のバランスです。

主食をちょいオフしたことで、満腹感がどうしても不足してしまう…という人は、その代わりに主菜や副菜を多めに摂るようにしましょう。つまり、3大栄養素のバランスでいうと、炭水化物を摂る代わりに、脂質やタンパク質を少しずつ増やすことを意識すれば良いのです。

具体的に何を食べれば良いかは、次の第4章で詳しく紹介していきますが、このタ

大切なのはPFCバランス

◉PFCを、それぞれ30：20：50にするのが目安です

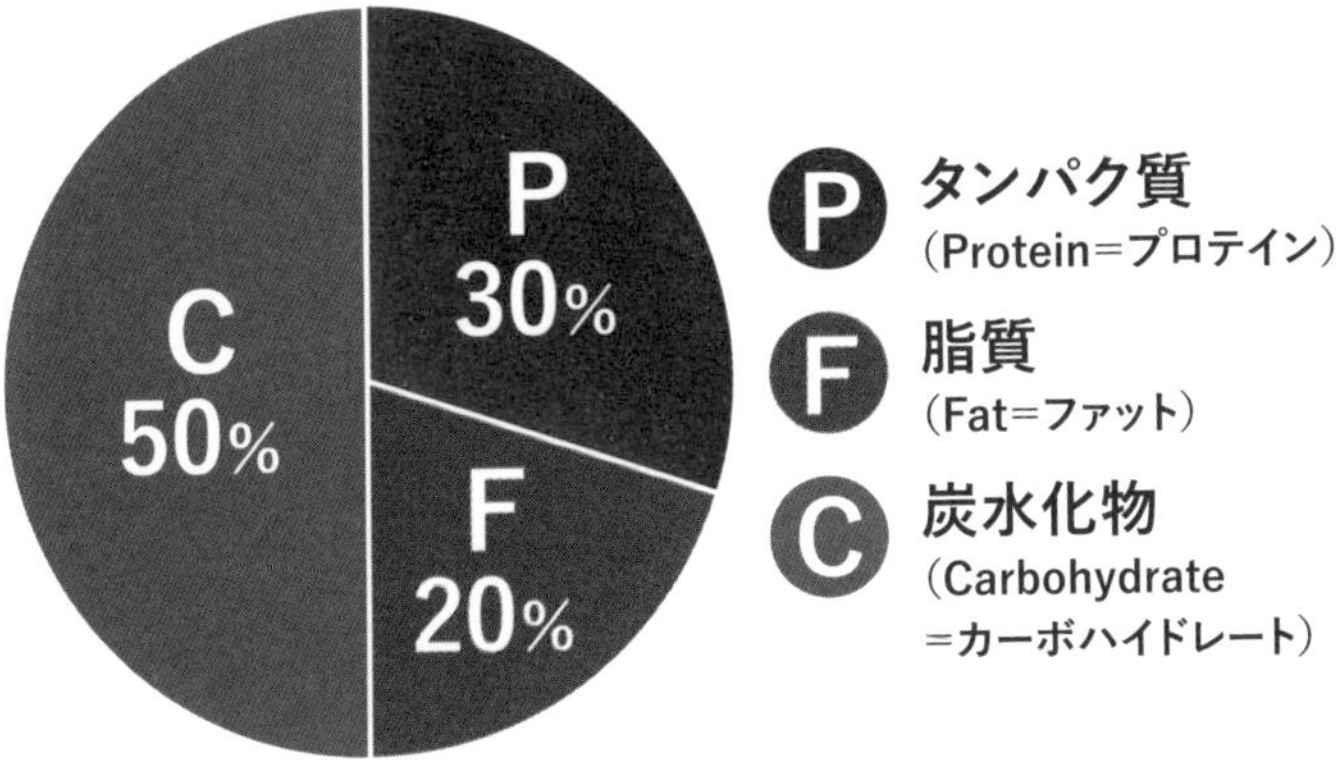

1食が700kcalの場合 P 210kcal・F 140kcal・C 350kcal

ンパク質＝P（プロテイン）、脂質＝F（ファット）、炭水化物＝C（カーボハイドレート）のバランスを、それぞれ30：20：50にするのが一つの目安といえます。

大切なのは、間違った過度な糖質制限をしないこと。糖質を目の敵《かたき》にするのではなく、糖質もまた、生きていくためには必要な大切な栄養素なのです。「糖質ちょいオフ」と「PFCバランス」を心がけ、ストレスフリーな食事を楽しんでほしいと思います。

血糖値を
下げる食事法

脂質はそれほど恐れることはない

「糖質ちょいオフ」の必要性の一方で、脂質を食べても基本的には太ることはありません。「え？ 脂肪分を摂ればゼッタイ太るでしょ!?」と思う方はきっと多いかもしれませんが、そんなことはないのです。

その理由はいくつかありますが、一つは、脂肪は体内に入ったあとにどんどん消費されるから。脂質と聞くと、そのまま脂肪になってぜい肉のもとになる…などとイメージしがちですが、脂質は体に必須な栄養素であり、絶えず必要な成分として作り変えられています。休まず使われ、消費されていることから体に溜まりにくいのです。

加えて、脂肪は体に吸収されにくい性質があり、水に溶けにくく、腸から１００％

吸収するのは難しい栄養素でもあります。**炭水化物やタンパク質と違って、脂肪はたとえ食べ過ぎてもすべて体内に吸収されることはなく、便となって出てしまう**のです。

つまり脂質を摂ることをそれほど怖れる必要はなく、それよりも糖質を過剰に摂取するほうに気をつけるべきです。

あらためて、脂質は炭水化物・タンパク質と並ぶ三大栄養素の一つであり、効率の良いエネルギー源となる重要な栄養素でもあります。68〜69ページで説明した「PFCバランス」を意識しつつ、健康的な食生活へ改善していくことをおすすめします。

卵は理想的な栄養バランスを誇る優良食品です。

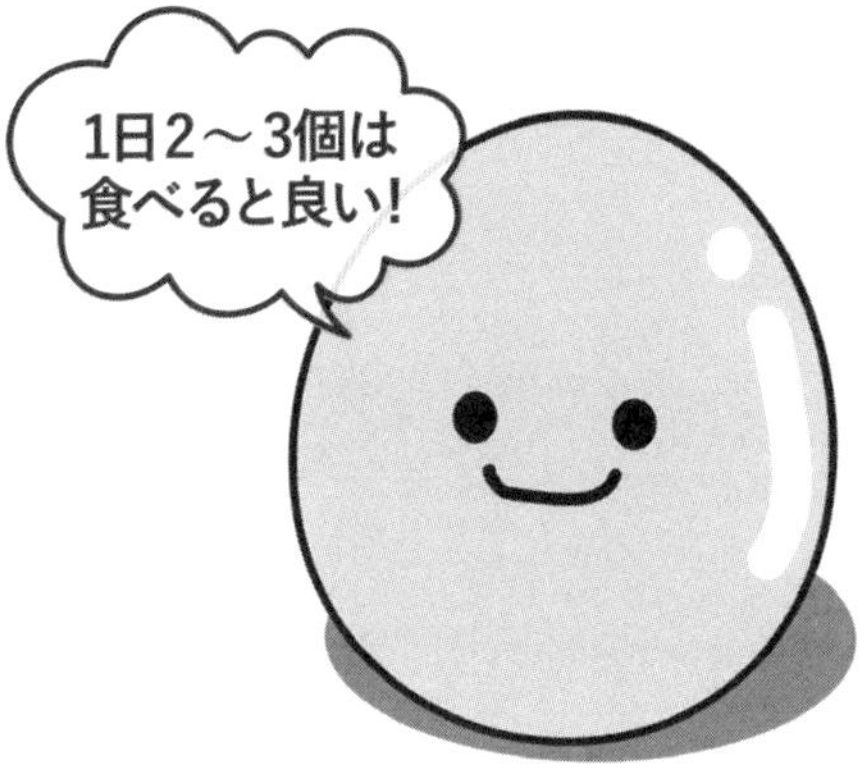

卵は、豊富なタンパク質のほか、脂質の成分として必須脂肪酸のリノール酸を含む優れた食品。「卵はコレステロールを上げる」は誤りです。

血糖値を下げる食事法

血糖値を上げる「フルーツ」の落とし穴

「フルーツ（果物）」と聞くと、「健康に良い食べもの」と多くの人がイメージするかもしれません。けれど、果物は体に良いというイメージや常識は、糖尿病の観点からみればそうとも言えないのです。

フルーツには果糖という糖質がたくさん含まれています。果糖とは、ブドウ糖とともに、糖が単独で存在している単糖類で、消化される必要がなくそのまま吸収されるもの。スピーディーに血液の中に入ってきて、血糖値を上昇させます。そのため**糖質制限のある方はとくに、果糖が多分に含まれる果物の摂取は要注意**といえるのです。

ただ、普段から甘いものを控えている上に、果物さえもダメ！　となると、きっとストレスはＭＡＸになるかもしれませんね。果物の中には糖質が少ないものもあり、このページにそれらを掲載しましたので参考にしてみてください。

まるで果物が悪者のように感じるかもしれませんが、決してそんなことはありません。果物はビタミンCをはじめ、体に有効な成分を多く含んだ大事な食べものの一つです。**果糖を多く含む果物を空腹時にいきなり食べたり、大量に食べたりすると糖尿病を進める原因になりますが、食後にほどほどに食べれば過度な心配は必要ありません。**「食後にフルーツ」というのは、きちんと理にかなった食べ方なのです。

果糖に含まれる糖質（可食部100gあたり）

下を参考に、糖質の少ないフルーツはなにかを知っておきましょう

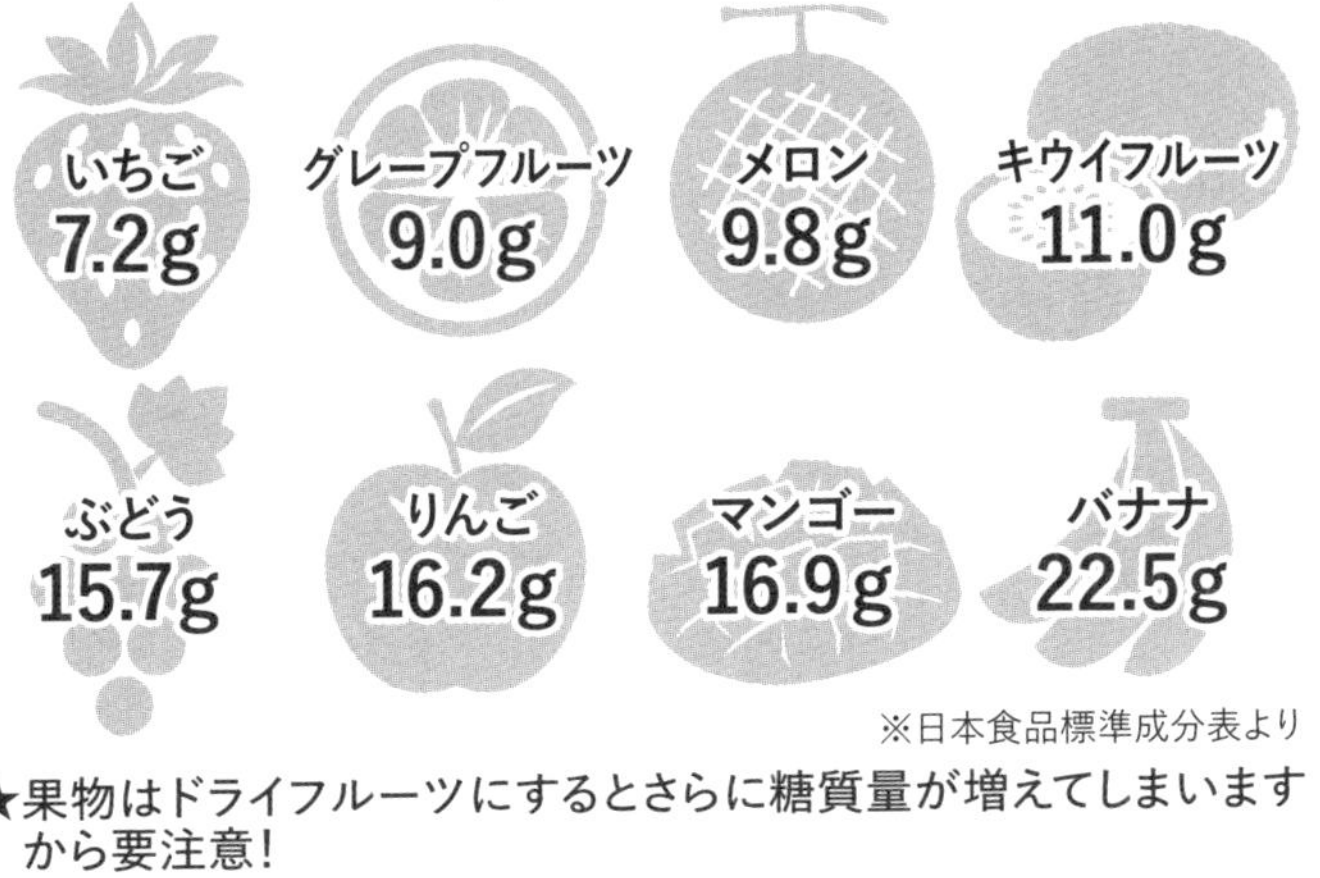
いちご
7.2g
グレープフルーツ
9.0g
メロン
9.8g
キウイフルーツ
11.0g
ぶどう
15.7g
りんご
16.2g
マンゴー
16.9g
バナナ
22.5g

※日本食品標準成分表より

★果物はドライフルーツにするとさらに糖質量が増えてしまいますから要注意！

血糖値を
下げる食事法

毎日の「ランチに潜む危険」に要注意！

会社勤めの人や忙しいビジネスパーソンの方、また家事に追われる皆さんもそうかもしれません。毎日の昼食、つまりランチって、限られた時間内で早く食べられるうどんやラーメン、そばやパスタなどの麺類が多くなる傾向がありませんか？午後の仕事や作業に向けて、エネルギー源をしっかり蓄えよう！という意識が働いて、炭水化物中心のメニューになることもあるかもしれませんね。

言うまでもなく、**麺類の主な原料は小麦であり、炭水化物が栄養素の主役**です。糖質を多く含み、早食いになりがちな麺類は、体内の中性脂肪を増やしてしまうもとにもなりやすいのです。

また、**さらに恐ろしいのが、「糖質の重ね食い」**です。たとえば「今日のお昼は中華にしよう！」と仲間と連れ立って町中華へと繰り出し、人気の「ラーメン・チャーハンセット」を急いでオーダー。お盆に載って出てきたラーメンとチャーハン、さらに餃子の皮はいずれも炭水化物で、恐るべき「重ね食い」が成立しています。そのほか、うどんやそばとかつ丼、天丼などのセットメニューもまったく同じ理屈です。

リーズナブルなメニュー構成になっていることが多いお昼時のランチセットは、糖質を減らす観点から見ると危険がいっぱいです。

重ね食いはできるだけ避けて、「糖質ちょいオフ」の習慣付けをはかるようにしていきましょう。

重ね食いは糖質過多の主な原因になる！

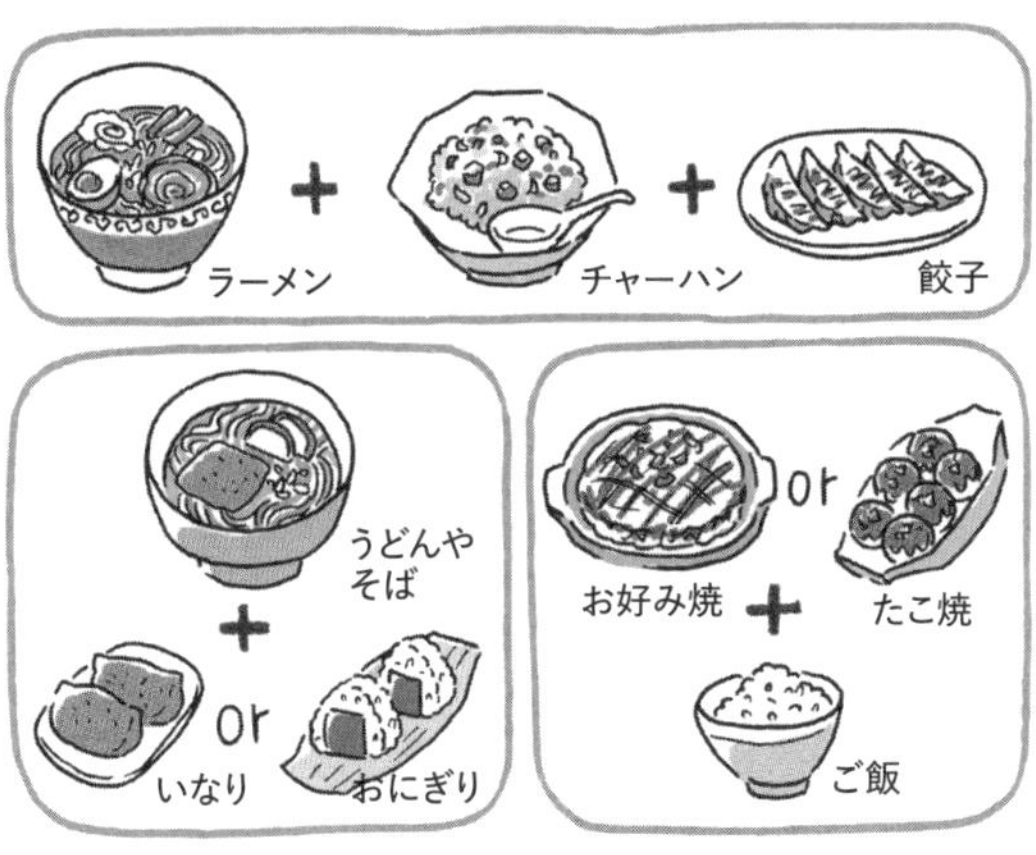

清涼飲料水とスポーツドリンクは悪魔の飲みもの!?

夏になると熱中症リスクが声高に叫ばれるようになり、「水分補給」の重要性が唱えられています。そして水分補給のために、清涼飲料水やスポーツドリンクなどのペットボトル飲料を常飲する方も増えています。なかには、スポーツドリンクのペットボトルをカバンに常備し、1日に1リットル以上飲んでいる…という人も少なくないかもしれません。

けれども、この**清涼飲料水とスポーツドリンクには糖質が思いのほか多く含まれており、見境なく飲んでしまうと、体内の血糖値を上げていくことに直結**します。最近ではカロリーオフをうたったドリンクも増えていますが、含まれる糖分が100㎖あ

市販の清涼飲料水に含まれている糖質量の例（500mℓ）

A社 スポーツドリンク **31g**	B社 スポーツドリンク **23.5g**	グレープ風味 炭酸飲料 **50g**
コーラ飲料 **56.5g**	サイダー飲料 **55g**	ストレートティー飲料 **20g**

たり0・5g未満であれば「糖質ゼロ」と表示ができるという〝落とし穴〟があります。油断してお水やお茶代わりにガブガブ飲んでいると、いつの間にか糖質を過剰に摂取している…ということがあり得るのです。

とくに**清涼飲料水に含まれる糖質は消化吸収しやすく、体内に入ると速やかに血糖値を上げてしまいますから要注意**。たとえば、3gのスティックシュガー1本を基準にすると、500mℓのスポーツドリンクであれば10本分程度、炭酸飲料だと20本分近い糖分が含まれているものもあります。夏の水分補給は、こうした点にも目配りしながら行っていくことが大切といえるでしょう。

血糖値を
下げる食事法

食事を抜かずに1日3食のほうが実は太らない

ダイエットや糖質オフを考えて、食事の回数を減らしてしまう人がいますが、実は逆効果です。食事はやはり朝昼夕の3食をきちんと食べるべきで、安易に「回数を減らすことが糖質制限につながる…」などと考えるのはやめましょう。

というのも食事を抜いたり、**食事と食事の間の時間が空き過ぎてしまうと、体内が一時的な飢餓状態に陥り、次の食事の際に、摂取した栄養や糖質の吸収を急ぐようになってしまう**のです。その結果、食事後に血糖値が急上昇する「血糖値スパイク」を招いてしまいます。加えて中性脂肪の蓄積も促されるというおまけつきです。

つまり、単純に食事の回数を減らすのではなく、糖質を抑え気味にしながら、一定の間隔をおいて1日に3回、規則正しく食事を摂ることのほうがはるかに重要です。

食事のバランスは朝昼夕で「3：4：3」に

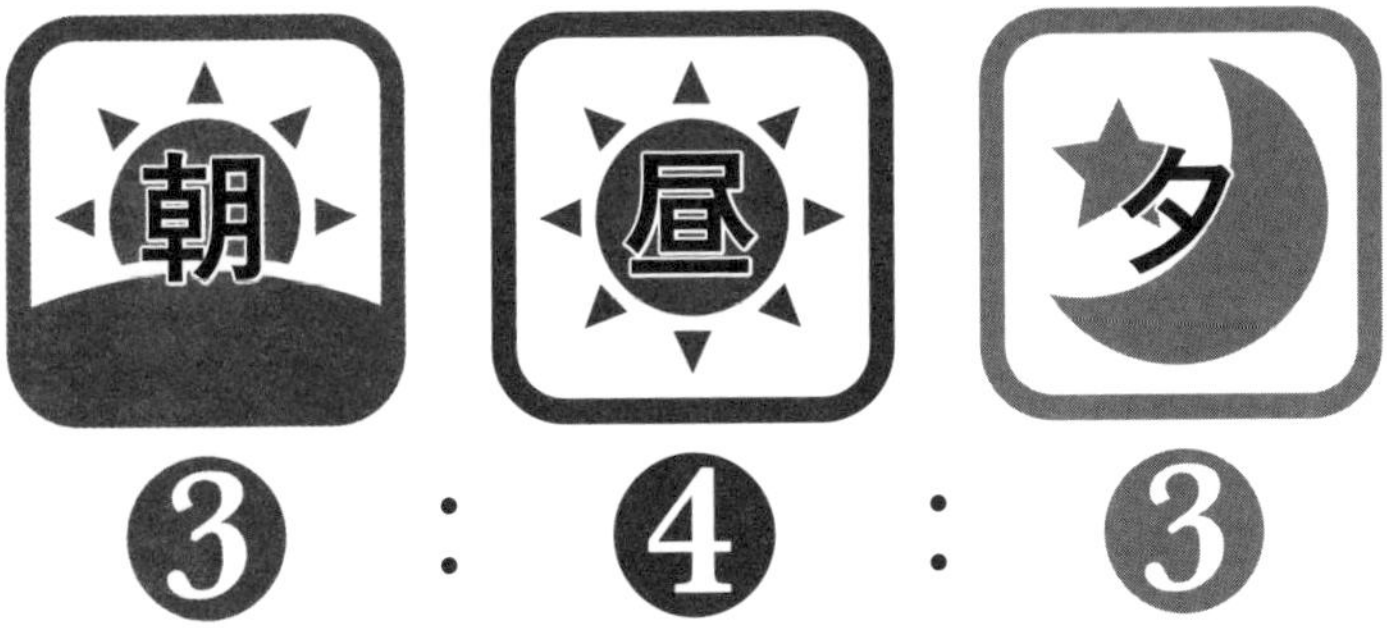

食物繊維とタンパク質を摂る朝食を心がけましょう。パンにぬるのはジャムよりバターがおすすめ。

朝と夕よりもやや食事量を増やすよう心がけましょう。

朝と同じか、少なめにするくらいがおすすめ。お酒とおつまみも糖質オフに注意しながら楽しんでOKです。

そうすれば、食後の血糖値が緩やかに上昇してくれます。

ちなみに、**1日3食（朝昼夜）の食事量のバランスは、「3：4：3」を推奨**しています。なかには朝食を抜いて、0：4：6になっている人も少なくないようです。

仕事の関係でどうしても夕食が夜の9〜10時といった時間帯になる方は、夕食の比率をさらに小さくするようにしましょう。寝る前にしっかりと食べてしまうと、夜間の血糖値上昇を促すことになり注意が必要なのです。

血糖値を
下げる食事法

肉料理と魚料理を健やかに食べる上手な調理法

肉や魚は料理の主役になる大事な食材ですが、調理の方法によって血糖値にも影響を与えることをご存じでしょうか。そのカギになるのが、「糖化」と呼ばれる現象です。食事などで摂取した余分な糖質が、健康なタンパク質などと結びついて、細胞などを劣化させる現象を「糖化」といいます。

糖化は血管の老化を促進させ、体内の細胞を劣化させてしまいます。それによって糖尿病を起こしやすい体になるほか、糖化によって生成されるAGE（終末糖化産物）が内臓をはじめとする体内組織に作用して、さまざまな病気の原因になります。

そこで注目したいのが、同じ食材でも調理法によってAGEの値が大きく変わるということです。

米国の栄養士学会が公表しているデータによれば、AGEが多く含まれる食材でも、調理法によってその値が変化することが報告されています。たとえば鶏むね肉の場合、煮る→焼く→揚げるだと、AGEは1・5倍→7倍→10倍に。鮭であれば、生で食べるのに対してフライにすると3倍近くまで上昇するということです。

AGE（終末糖化産物）と調理法の関係は？

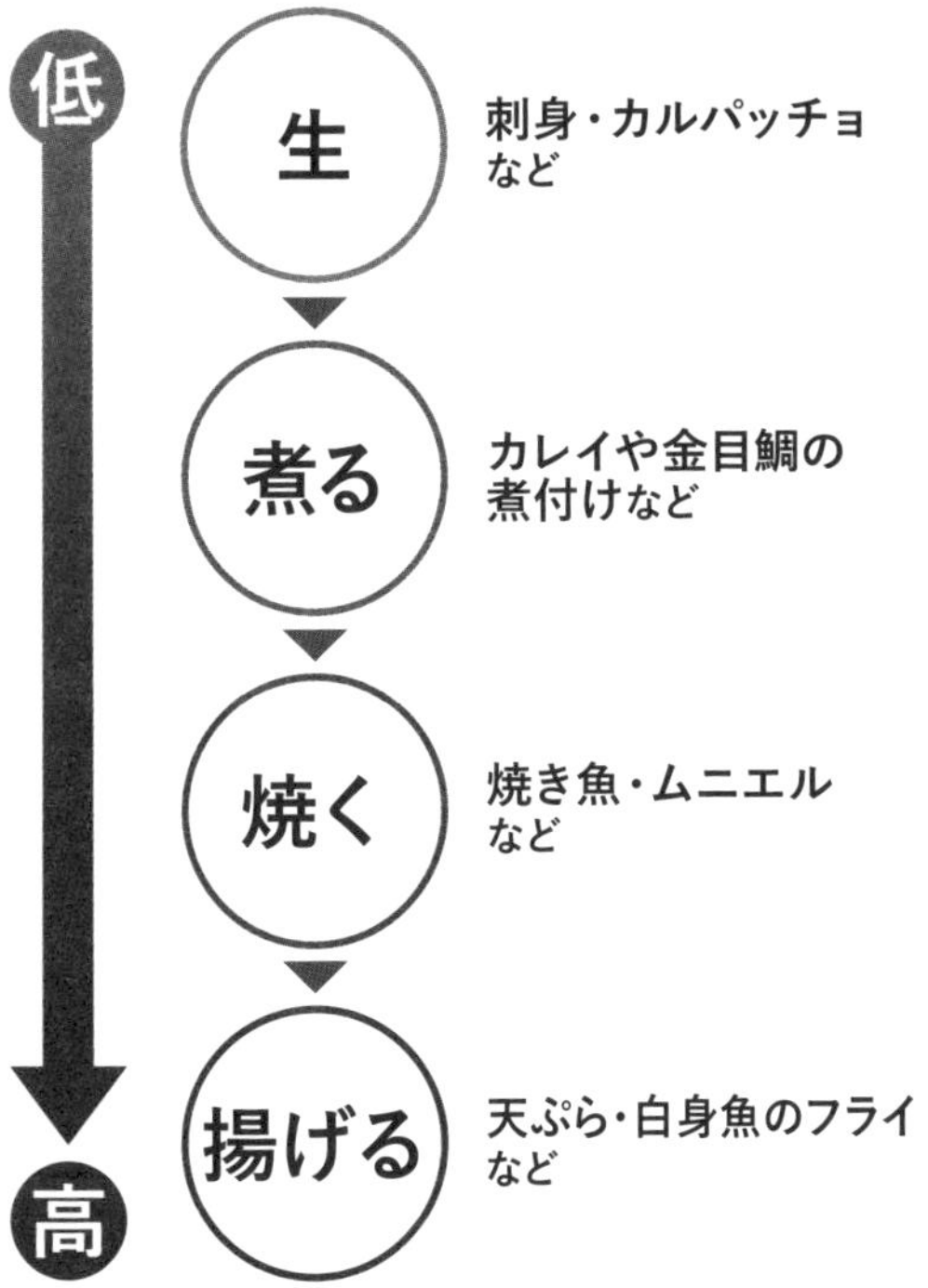

揚げるよりも焼く、焼くよりも煮る。そして魚は生食が最も糖尿病になりにくい——。そのことも念頭におきながら、日々の料理法を工夫してみると良いでしょう。

血糖値を下げる食事法

正しい糖質オフで内臓脂肪を溜めない生活を始めよう

この章では「間違った糖質オフ生活」を改善し、血糖値を正しくコントロールしていくために気をつけたいポイントについて紹介してきました。

なかでも大事なのは、**食事はカロリー計算でなく、あくまでも糖質を意識すること**。単なる高カロリー食だと食後の血糖値にほとんど変化はありませんが、高糖食だと上がり方は顕著です。

とはいえ、決して糖質を目の敵にする必要はありません。糖質は体を動かし、体温を保ち、脳のエネルギー源になる重要な栄養素です。**血糖値を気にし過ぎてほかの体調不良に陥るのでは本末転倒…。ですから、糖質は「ちょいオフ」**なのです。

高カロリー食と高糖質食を摂ったあとの違い

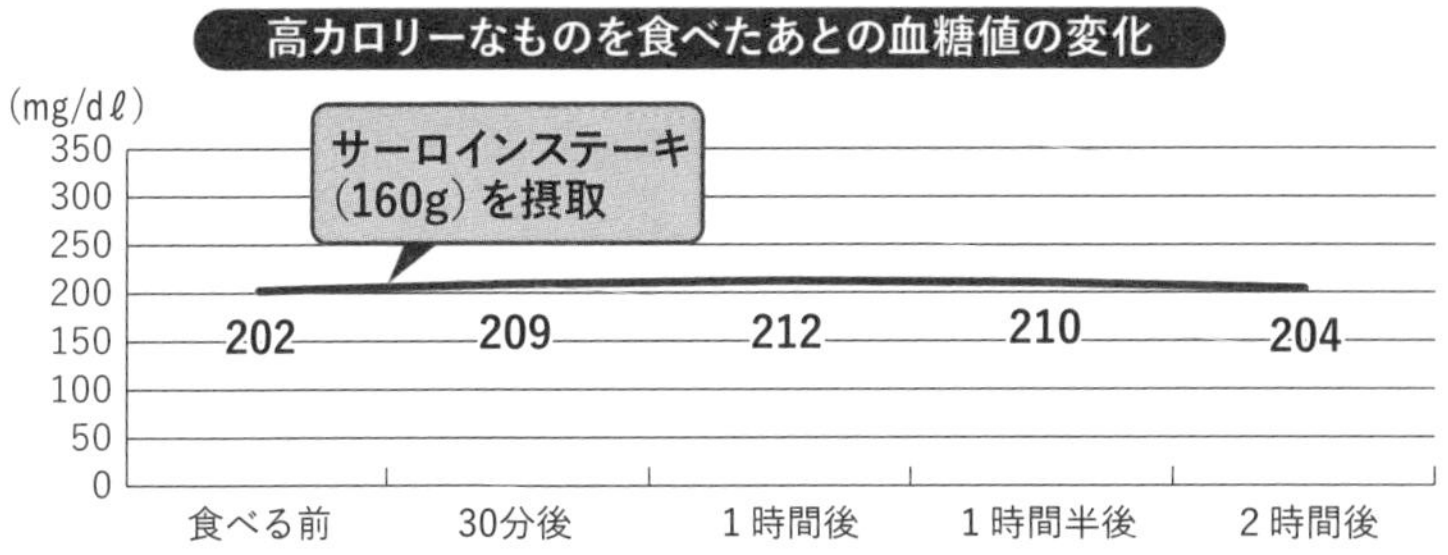

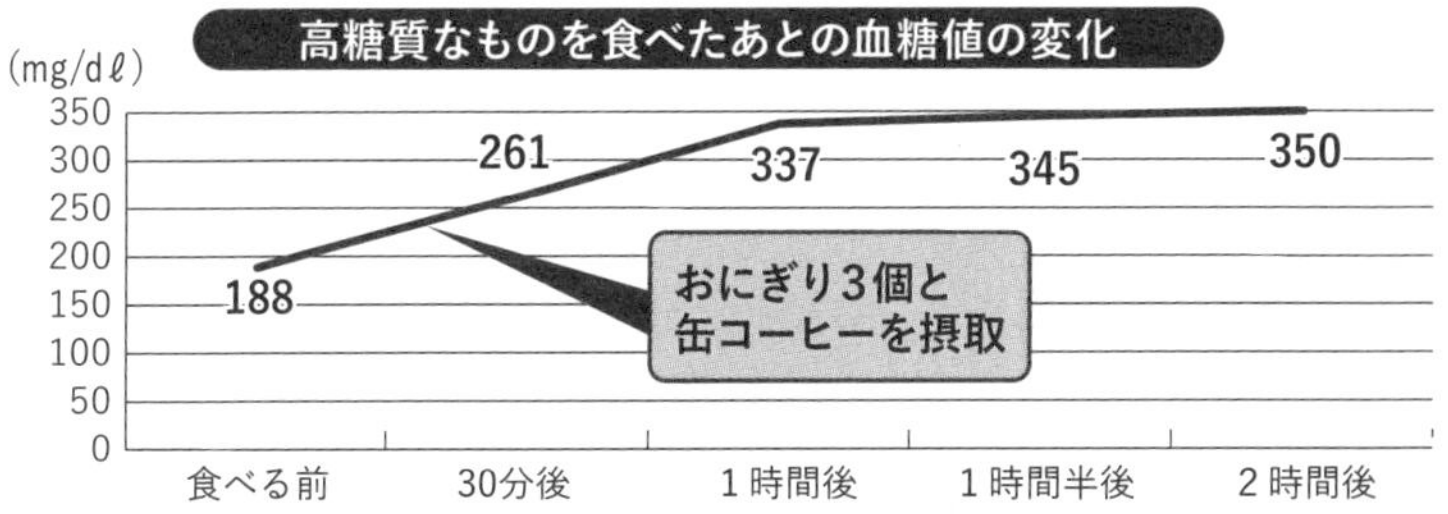

※出典：栗原クリニック東京・日本橋調べ

高糖質なもののほうが血糖値の上がり方が顕著です

過剰な摂取につながる食品はできるだけ避け、食べたい欲求を我慢し過ぎてストレスにならないよう、ほど良い糖質量を摂るための食習慣を身につけましょう。そして、減らした糖質の代わりに、タンパク質や脂質をバランスよく加えていく食生活に変えていくことが大切です。次の章では、糖質ちょいオフと一緒に取り組みたい「食べもの改善」など、おすすめの食材について紹介していきます。

Column

知っておきたい
糖尿病の豆知識

03

ヘモグロビンA1cの低下を助けるビタミンB1

ビタミンB1は糖質代謝を円滑にするビタミンで、炭水化物などの糖質をスムーズにエネルギーに変換する働きがあります。疲労回復にも大きな役割を果たすことから「疲労回復ビタミン」とも呼ばれています。また、脳や神経系の情報伝達にも欠かせないビタミンでもあり、アルコールの分解や皮膚や粘膜を保護する役割も持っています。

ビタミンB1が不足して、ブドウ糖を十分に燃焼させて消費できなくなると、血糖値が高くなってしまい、糖尿病を発症したり、悪化させたりする原因となります。糖尿病や糖尿病予備軍の人は、ビタミンB1が不足しないように注意しましょう。ビタミンB1は体内に溜めておくことができず、保存や調理による損失が大きいため、毎日十分な量を摂る必要があります。

ビタミンB1を豊富に含む主な食材は、豚肉、レバー、ウナギ、玄米、全粒粉、大豆など。ビタミンB1のほかにもブドウ糖の燃焼を助ける成分として、アリシンとクエン酸があります。アリシンはにんにく、玉ネギ、長ネギ、ニラなどに多く含まれ、クエン酸は柑橘類、梅干し、酢などに多く含まれるので、これらを一緒に食べる工夫をすると良いでしょう。

第4章

3週間で血糖値・ヘモグロビンA1cが下がる食事法❷

糖質ちょいオフの健康食事法

もっと食べたければ、今日からこれを食べなさい

むやみに糖質制限を続けると、きっとストレスいっぱいの毎日になってしまいます。だから「糖質ちょいオフ」なのですが、同時に“食べもの改善”で「食べる楽しみ」を見つけることも大切です。

身につけたい
食事習慣

炭水化物を摂るなら「白」よりも「茶」か「黒」で！

炭水化物には糖質が多く含まれ、血糖値を上げる原因になりやすいことはこれまでも紹介してきました。なかでも、ご飯やパン、麺類、パスタといった主食は、ズバリ炭水化物。でも、これらをひたすら我慢するのはなかなかつらいものです。であれば、同じ主食でも、できるだけ血糖値の上がらない主食＝炭水化物を摂るように心がけると良いでしょう。

食後血糖値の上がり方を示す数値を「GI値」といい、GI値の高い食材は血糖値を上げやすいということになります。そして主食となる食材のGI値を左ページに示しましたが、ここであることに気づきませんか？

そう、白ご飯（精白米）よりも玄米、白いパン（食パン）よりもライ麦パンや全粒粉パン、うどんよりもそば、通常のパスタよりも全粒粉のパスタ…のほうが、いずれもGI値が低いのです。つまり、**白い主食よりも、茶色や黒の主食のほうが血糖値が上がりにくい**…ということが分かります。

加えて、これらの食物は食物繊維やビタミンを豊富に含み、栄養面でも非常に優れています。主食は「色の白いものよりも、茶色や黒いもの」。それを頭に入れながら、日々の食事をできるだけ工夫してみると良いでしょう。

炭水化物のGI値

食パン	91
精白米	84
うどん	80
パスタ	65
中華麺	61
そば	59
玄米	55
ライ麦パン	55
オートミール	55
全粒粉パン	55

高 → 低

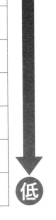

身につけたい
食事習慣

脂質は炭水化物よりも歓迎すべき！

炭水化物・タンパク質・脂質の3大栄養素の中で、血糖値を上げることに直接関わるのは炭水化物だけです。

言い換えれば、タンパク質や脂質を摂っても直接的に血糖値を上昇させることはありません。とくに「脂質は太る」と思われ、糖尿病の原因のようにイメージされがちですが、実際にはそんなことはないのです。

タンパク質や脂質は炭水化物よりも消化吸収に時間がかかり、タンパク質は消化吸収されてから約50％、脂質は10％程度がゆっくりと糖に変わるため、糖質が主である炭水化物よりもはるかに血糖値を上昇させにくいわけです。

また、食事でタンパク質や脂質を糖質の前に摂ると、血糖値が上がりにくいことも分かっています。**脂質が多く含まれるヨーグルトやチーズなどの乳製品やマヨネーズ、脂の乗った青魚などは血糖値を上げにくい食品**として認識しておいて良いでしょう。

ただ一方で、脂質を摂り過ぎることで内臓脂肪が増える点は注意が必要です。内臓脂肪から分泌されるTNF‐αという物質がインスリンの働きを妨げ、間接的に血糖値を上げる要因になるからです。

あくまでも脂質の過剰な摂取は禁物であることも、忘れないでおきたいものです。

脂質を糖質の前に摂るのがおすすめ

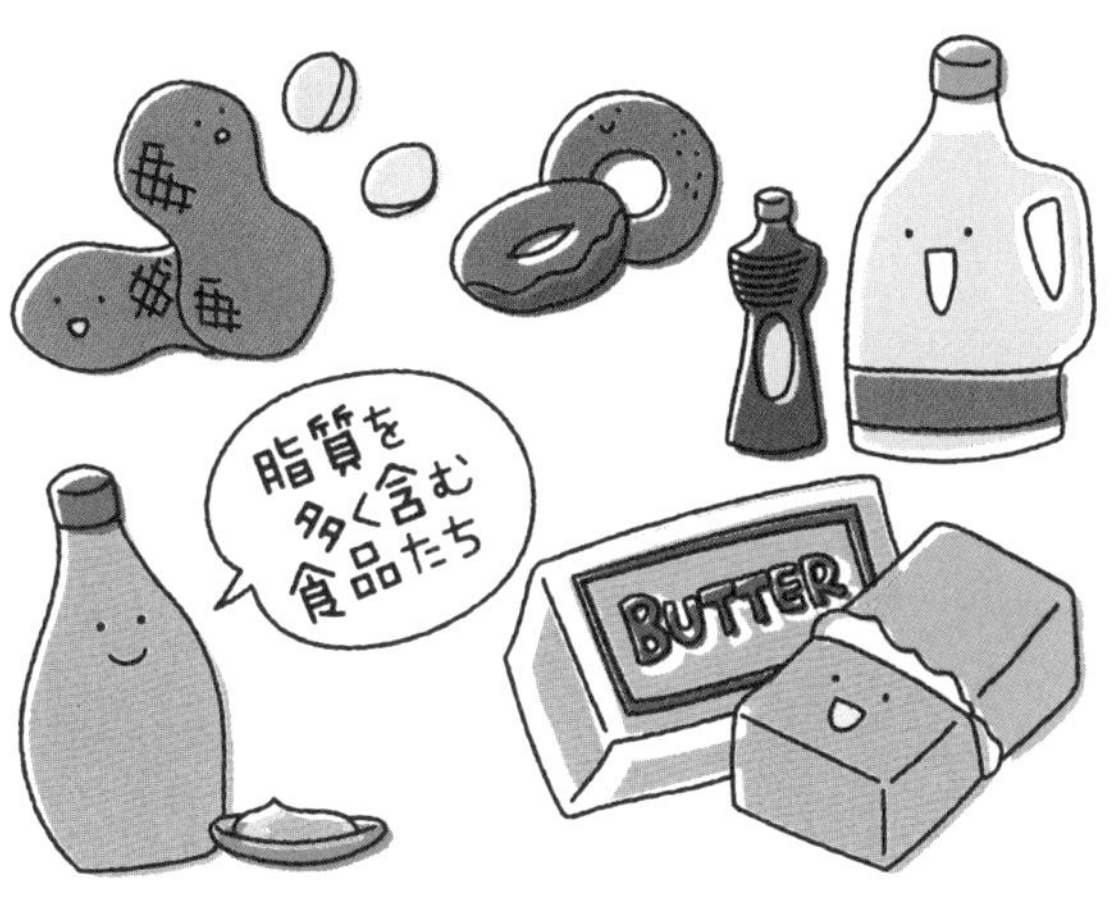

身につけたい
食事習慣

食物繊維の力で食後血糖値の上昇を防ごう

皆さんは「食物繊維」にどんなイメージをお持ちでしょうか。たとえば「便秘予防にいい」というのはよく知られるところだと思います。腸を刺激して便通を良くして有害物質を排泄したり、腸内環境を整える働きがあるのです。

実は食物繊維は、小腸で消化・吸収されずに大腸まで達する食品成分であり、以前は体に必要なものとは思われていませんでした。けれども今は、前述したような働きが認められ、「第6の栄養素」といわれるまでになっています。

そして、食物繊維が持つ力はそれだけではないのです。食物繊維には大きく分けて、水に溶けないタイプの「不溶性食物繊維」と水に溶けるタイプの「水溶性食物繊維」

積極的に摂りたい、食物繊維を含む食材

不溶性食物繊維

野菜、穀類、豆類など水に溶けにくい食物繊維

水溶性食物繊維

海藻やきのこ、こんにゃくなど水に溶けやすい食物繊維

があり、なかでも**「水溶性食物繊維」には食後の糖の吸収を緩やかにし、血糖値の急激な上昇を抑える作用がある**ことが明らかになっています。

「水溶性食物繊維」が豊富に含まれている食べものには、ワカメなどの「海藻類」があります。なかでもフコイダンやアルギン酸などのぬめり成分には、糖質の吸収を抑える働きがあり、積極的に摂りたい食材です。そのほか食物繊維を手軽に摂る方法としては、主食の穀類から摂る方法があり、1日のうち1食の主食を玄米ご飯、麦ご飯、胚芽米ご飯、全粒粉小麦パンなどに置き換えると効率的に食物繊維が摂取できます。また、豆類や野菜類、きのこ類などにも多く含まれています。

身につけたい
食事習慣

糖質ちょいオフの食事法は「オサカナスキヤネ」で実現できる！

「〝糖質ちょいオフ〟の必要性は分かった……じゃあ、具体的にどんな食事を心がけていけばいいの？」――こんなふうに思う読者の方はきっと多いでしょう。

血糖値を下げるための基本的な食事メニューを組み立てる上で、ぜひとも取り入れてほしい食べものを、私は**「オサカナスキヤネ」**と表現してみました。

いずれも**〝低糖質食材の黄金ラインナップ〟であり、血糖値の改善につながるメニューを作る上で欠かせない食材**です。それぞれ簡単に紹介してみましょう――。

〔オ〕お茶とオリーブオイル…緑茶の渋味成分カテキン、オリーブオイルのオレイン酸には（悪玉）コレステロール値・血糖値を下げる作用があります。

〔サ〕魚…とくに青魚に多く含まれるDHAやEPAが血液中の赤血球や血小板に作用して血流を良くします。

〔カ〕海藻類…ぬめり成分のアルギン酸が血糖値の急激な上昇を抑えます。

〔ナ〕納豆…ナットウキナーゼという酵素に血管内の血栓《けっせん》を溶かす作用があります。

〔ス〕酢…酢（とくに黒酢）に含まれるクエン酸が血液中の老廃物の排出を促します。

〔キ〕きのこ…ビタミンB群のナイアシンが糖質の代謝を促すほか、きのこ特有のβ-グルカンが余分な糖質やコレステロールを体外へと排出させます。

〔ヤ〕野菜…とくに緑黄色野菜には活性酸素の発生を抑えるβ-カロテンが豊富です。

〔ネ〕ねぎ…ねぎ類を食べたあと体内に生じるアリシンが糖質の代謝を促します。

身につけたい
食事習慣

糖質ちょいオフとともに「タンパク質オン」の食生活が大切

これまではシニアと呼ばれる世代になると、肉料理はとかく敬遠されがちでした。動物性脂肪を含む肉料理を食べると動脈硬化につながって長生きできない…。そんなイメージが優先して、肉を控えるシニア世代は少なくなかったようです。

けれども、実際にはそれは大きな間違い。今や**しっかり動ける体を作って健康寿命を延ばすには、積極的に肉を食べて筋肉を維持することが重要**と考えられています。

つまり、ここで大事なのが動物性タンパク質です。なぜなら、肉や魚、卵などの動物性タンパク質を十分に摂ることで、**血液中のタンパク質である「アルブミン」を増やせる**から。アルブミンが体にしっかりと足りていれば筋肉量が増え、基礎代謝が上がって健康な体づくりにつながるのです。

糖質を減らす食事が続いて何だか物足りない…そんなときは、ぜひ積極的にこれらの動物性タンパク質を摂取するようにしましょう。**焼肉、ステーキは大歓迎で、卵も進んで食べたい食材**です。ちなみに1日に摂りたいタンパク質は、たとえば65kgの人は65gというように、体重と同じグラム数を食べると良いとされています。

肉100gに含まれるタンパク質は約20gですから、卵や魚、大豆などほかの食材とうまく組み合わせてバランスよく食べると良いでしょう。

アルブミン値と体の状態の関係は？

（アルブミンは健康診断で分かる数値の一つです）

アルブミン値（g/dℓ）	体の症状
～3.6	体の機能が衰弱する
～4.1	新型栄養失調（※）
～4.4	筋肉が増え始める
～4.6	肌がつややかになる
～4.7	髪の毛が元気になる
～4.8	爪がキレイになる
～5.0	表情が生き生きとする
5.0～	理想的な状態の数値

※摂取カロリーが足りているのに特定の栄養が不足している状態

身につけたい
食事習慣

血糖値対策に有効な「最強野菜」はコレ！

野菜には多くのビタミン類やミネラル、食物繊維が含まれ、健康維持のために不可欠な食材であることは言うまでもないでしょう。厚生労働省は1日350g以上の野菜摂取を推奨しており、毎日の食生活の目安にしたいものです。

けれども同じ野菜類でも、糖質オフの視点で見ると、どの野菜でもOK…というわけではありません。たとえば、**じゃがいもやさつまいも、かぼちゃなどは糖質を多く含む野菜ですから摂り過ぎは禁物。**また、野菜ジュースは野菜不足を手軽に補える便利なものですが、糖質の多いものもありますから注意してください。

では、血糖値対策として効果の高い野菜はいったい何でしょうか。**いちばんのおす**

すめは、「にんにく」です。にんにくに含まれるアリシンという物質は疲労回復効果が高く、糖代謝の要《かなめ》というべき肝臓の機能をアップさせます。肝機能が低下すると糖質の代謝が悪化しますから、にんにくを食べて肝臓を元気にしていくのがおすすめでしょう。

ほかに**糖質を効率的に代謝させるのは、葉酸を多く含む野菜**です。ブロッコリーやほうれん草、春菊やアスパラガスなどの緑黄色野菜がそれにあたります。

またトマトのリコピンも血液の酸化を防ぎ、血糖値を下げる働きがありますから積極的に摂りたいものです。

血糖値対策としておすすめの野菜

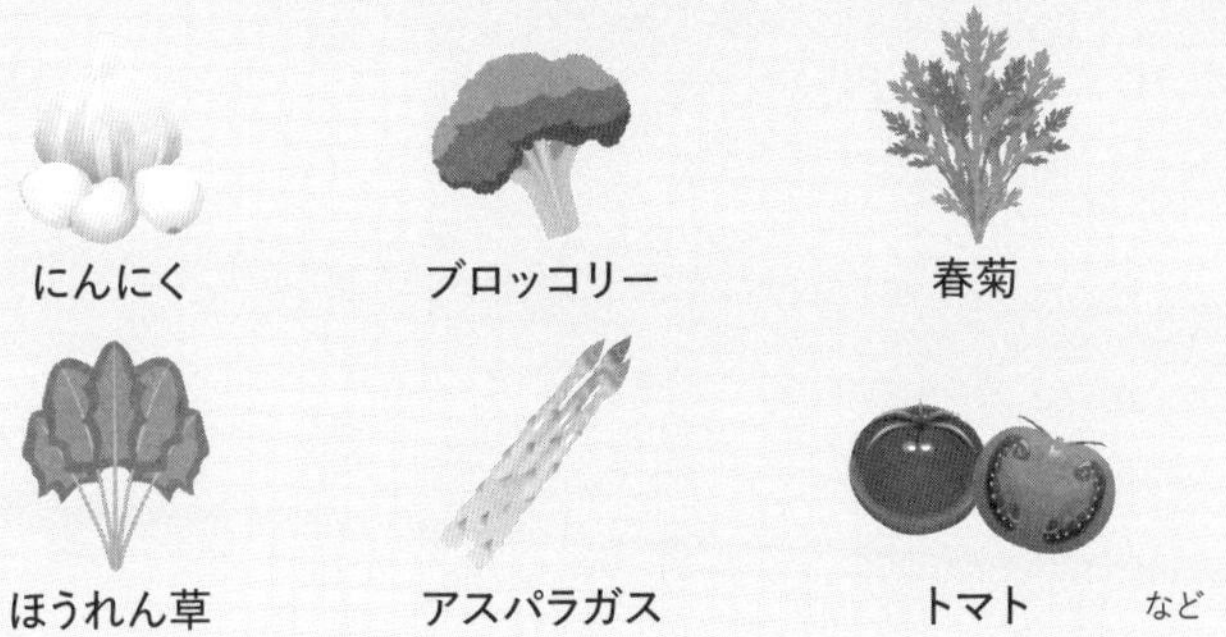

*これらの野菜を、肉や卵などのタンパク質と一緒に食べると、糖代謝にいっそう効果的です。

身につけたい
食事習慣

食用油を変えると血糖値が上がりにくくなる？

主婦（主夫）の方はとくにお分かりと思いますが、毎日の料理に必ずと言っていいほど使うもの…それは食用油です。血糖値の改善を食習慣の見直しで実現したいと思うなら、日々体に入っていく食用油をより良いものにするのはとても大切といえます。

食用油は大きく分けて**「飽和脂肪酸」と「不飽和脂肪酸」**に分けられ、バターやラード、牛脂などに多く含まれる飽和脂肪酸は、摂り過ぎると血液中のＬＤＬコレステロールを増加させてしまいます。一方、不飽和脂肪酸には中性脂肪を下げ、コレステロールを上げにくくする効果があります。

つまり健康な体づくりのために、毎日の食用油としては不飽和脂肪酸を摂るのがおすすめ。そして、いくつかある**不飽和脂肪酸の食用油の中でも、血糖値を上がりにくくするものとして注目されるのが、オリーブオイル**です。

オリーブオイルには、糖の吸収を緩やかにする「オレイン酸」が豊富に含まれていて、**糖質を摂るときにオリーブオイルを一緒に摂取すると、食後血糖値の急上昇を防ぐことができます。**なかでも私は「エキストラバージンオリーブオイル」を推奨していて、熱に強いため、炒めものや揚げもの料理に使っても成分が失われません。

飽和脂肪酸と不飽和脂肪酸の分類

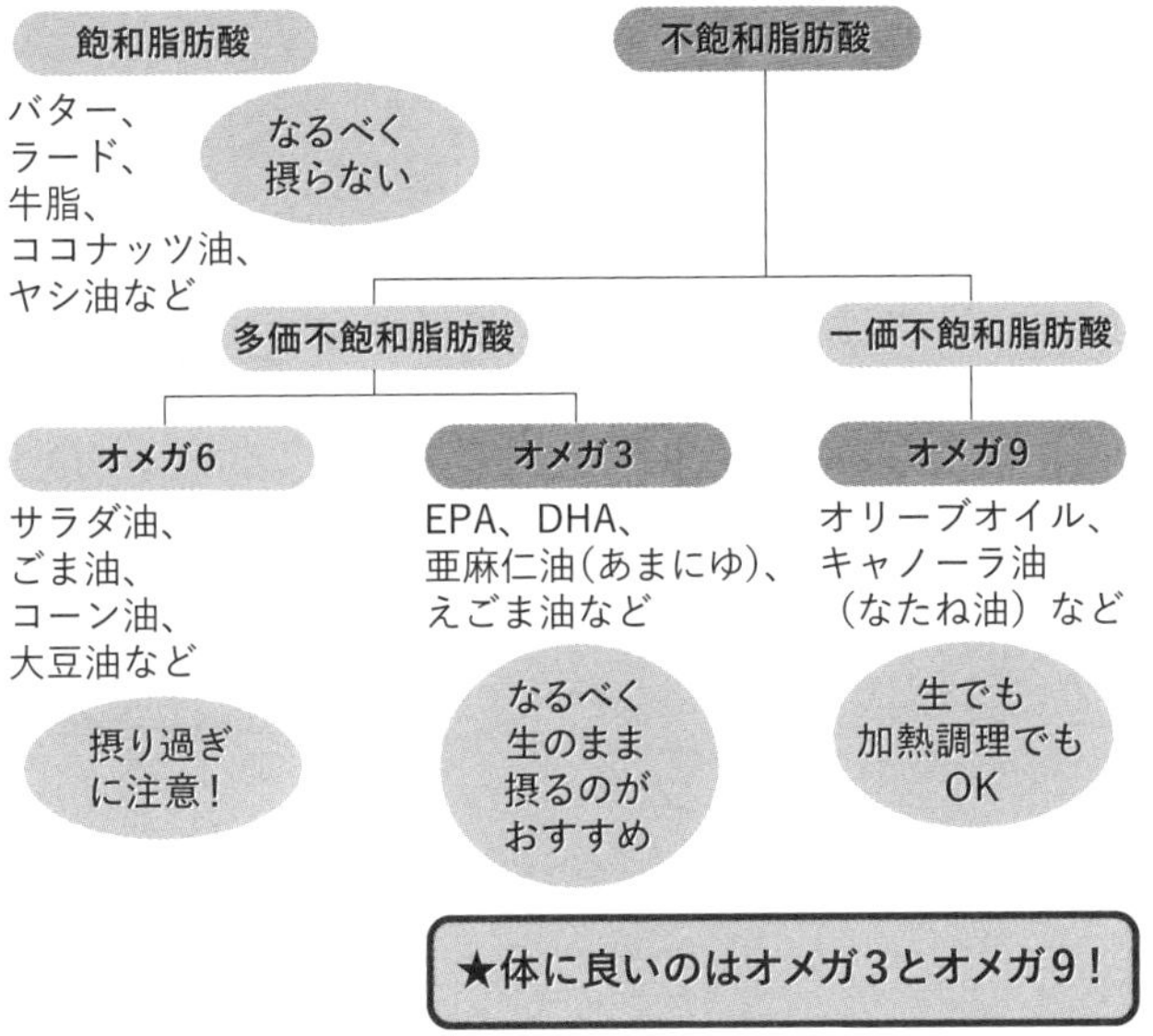

身につけたい
食事習慣

高カカオチョコレートのパワーで血糖値を下げる

糖質オフといっても、どうしても甘いものって欲しくなりますね。そんなときにおすすめなのが、高カカオ含有のチョコレートです。

ほかのチョコレートに比べて糖質が低いだけでなく、食物繊維やポリフェノールが豊富でさまざまな健康効果があります。**とくにカカオ70%以上のチョコは血糖値を下げ、脂肪を燃焼させる効果がある**のです。

実際に私のクリニックでは数年前から、血糖値が高めの患者さんに、カカオ含有率70%の高カカオチョコレートを食事前に食べることを推奨してきました。500人以上の方が行ってくれたところ、大半の人の血糖値が下がり、体重も減少したのです。

高カカオチョコレートとその他の食品のポリフェノール量の比較

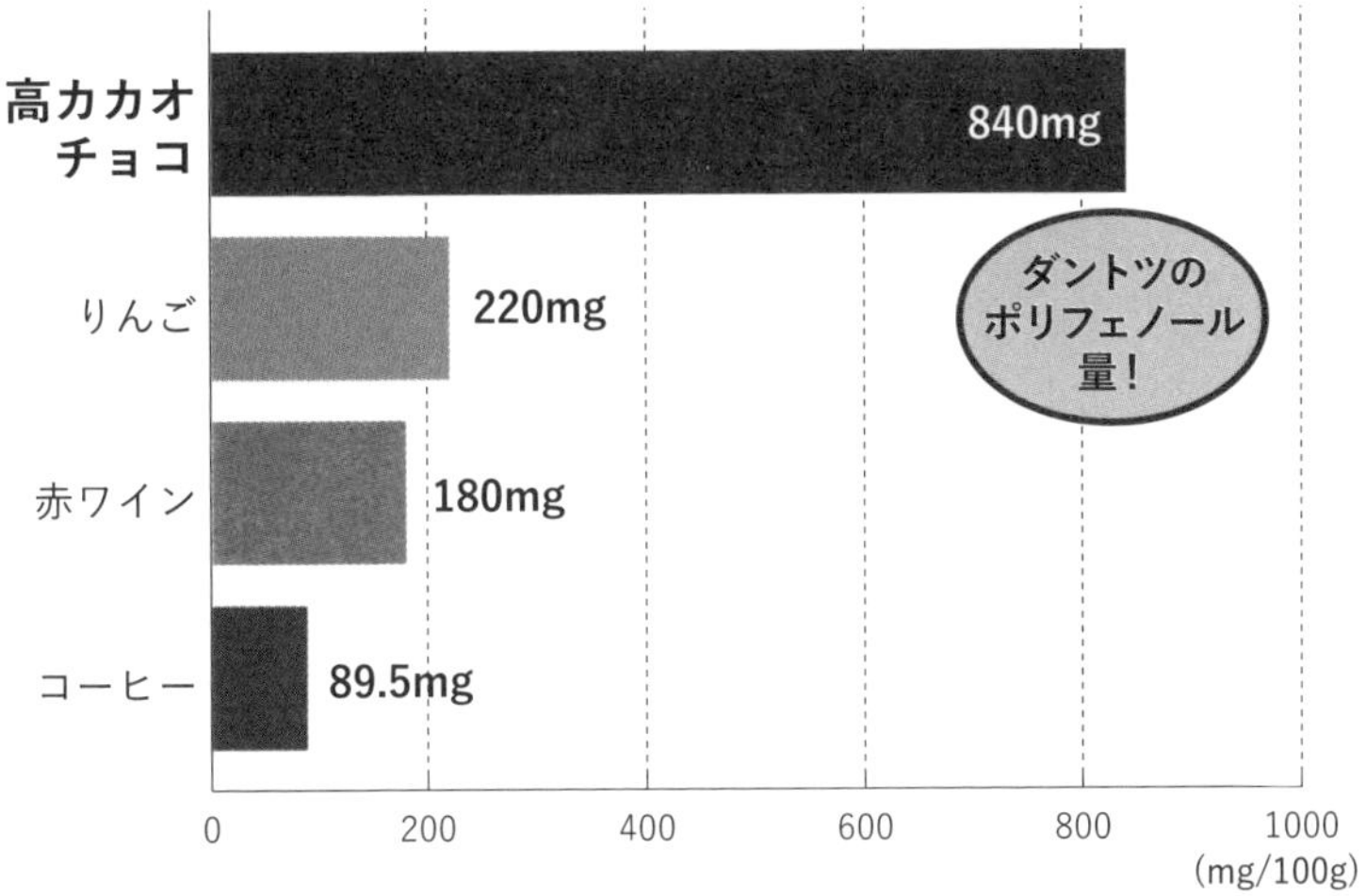

Scalbert A and Williamson G.J Nutr 130:2073S.2000.より抜粋

この高カカオチョコレートが持つパワーの秘密は、前述したポリフェノールにあります。ポリフェノールは、体内に入ると強い抗酸化作用を発揮して血糖値を下げる効果があり、中性脂肪の蓄積を防いだり、血圧を安定させることも期待できます。

ポリフェノールは赤ワインに含まれていることが知られていますが、高カカオチョコレートは、赤ワインの実に5倍以上のポリフェノールが含まれているという優れもの。おすすめの間食として常備しておくと良いでしょう。

身につけたい食事習慣

高カカオチョコレートの効果的な食べ方を知ろう

高カカオチョコレートが血糖値の改善に良いといっても、ただやみくもに食べれば良いというものではありません。

カカオチョコレートに含まれるポリフェノールは食べてから約2時間後に効果が高まり、4時間ほどで効果が消えてしまいます。また体内にとどめておけず、余分なものは体外に排出されるため、一度にたくさん食べても効果は薄いのです。そのため**カカオチョコレートは1日に3〜5回程度の小分けにして食べるのが理想**です。

1日に3回であれば、基本的に朝食前・昼食前・夕食前が効果的で、1回につき5gの量を目安にしましょう。血糖値を抑えるために食前が良いわけですが、加えて食間に2回程度、小腹がすいたときに食べると、過食を防ぐことになる意味でもおすすめです。

目安としては、カカオ含有率70％以上のチョコレートを、「5gずつ1日に3〜5回に分けて、合計25g」を目安に食べること。この習慣をつけていくことで、血糖値の改善にきっとつながると思います。

高カカオチョコレートの効果的な食べ方

- ◆1日3食の前に食べる！
- ◆1日3〜5回に分けて食べるのがおすすめ
- ◆食べるのはカカオ含有率70％以上のチョコレート
- ◆1日の摂取量は25gが目安
- ◆間食として食べてもOK！

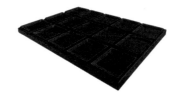

身につけたい
食事習慣

「納豆+黒酢」で血糖値が下がる新知識!

健康食の代表ともいえる「納豆」は、手軽に食べられて栄養価の高い食べものです。原料が大豆のため良質のタンパク質を多く含む上、食物繊維も豊富というとても優れた食品なのです。

そして、私たちが以前から親しんできた調味料に、「酢《す》」があります。**最近注目を集めているのが、この2つを組み合わせた「酢納豆」の健康効果**。納豆の中に含まれるナットウキナーゼという成分が血液をサラサラにしてくれる効果があり、お酢のさまざまな効果と相まって、健やかな体づくりに貢献してくれると話題です。

もともと納豆は食物繊維が豊富ですから、糖質や脂質の吸収を抑制してくれる働きがあります。また、酢の酢酸《さくさん》には血糖値の急上昇を抑える働きがあり、「食物繊維×酢酸」の力で、血糖コントロールへの相乗効果が期待できるわけです。

ちなみに酢は何でも良いですが、なかでも**黒酢に替えると味にコクが出て、食べやすさが増すことからおすすめ**です。

パックの納豆をスーパーで買うと、普通納豆のたれが付いていますが、それを黒酢に替えればあっというまに「黒酢納豆」のできあがり。

ただし、一緒にご飯をいつもよりかき込んでしまっては、糖質過多になって本末転倒です。上手に食事のメニューの中に加えていきましょう。

「黒酢納豆」をぜひ作ってみましょう！

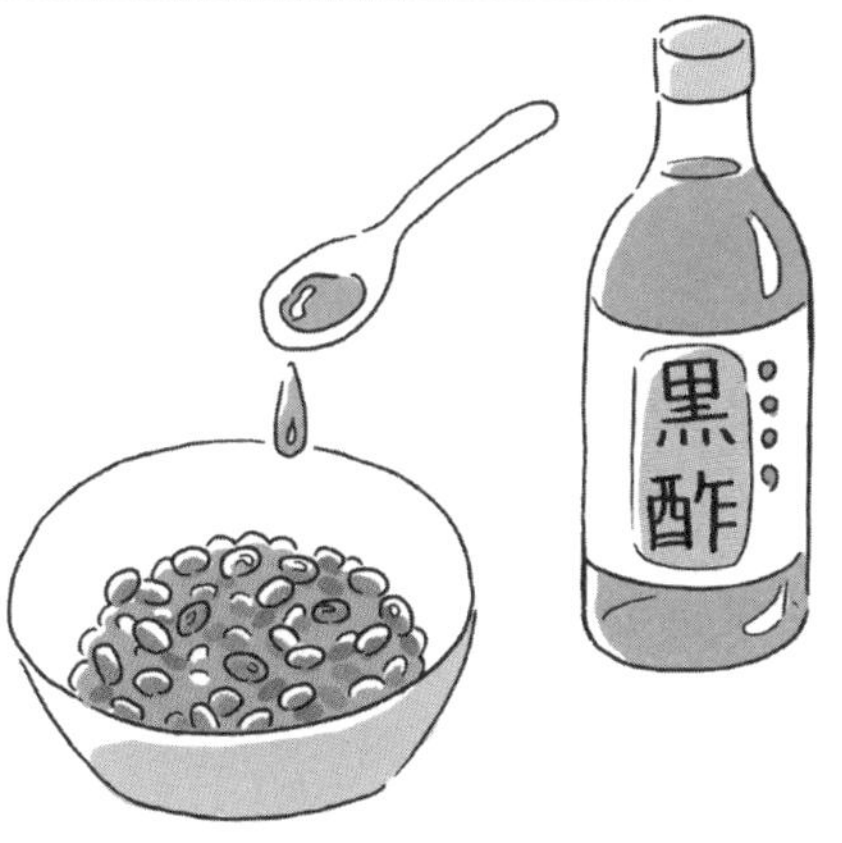

身につけたい
食事習慣

甘い清涼飲料水ではなく、「緑茶」を飲む習慣を

とくに夏の暑い日中など、ペットボトルに入った清涼飲料水の甘い誘惑についつい負けてしまう人は少なくないでしょう。最近は糖質ゼロをうたった飲料商品も出てきていますが、水分補給のために…と何気なしに飲んでいるスポーツドリンクもまた、大量の糖分を含んでいますから要注意です。

76～77ページでも触れましたが、普段よく目にする清涼飲料水を例に、500㎖あたりに含まれる糖質量を掲載しました。**およそ55～65gの糖質が含まれ、角砂糖にすると実に15～16個分に相当する糖分を飲んでいる**わけですから恐ろしいものです。

では、こうした**清涼飲料水の代わりに何を飲めば良いのか。答えは明快で、ズバリ**

「緑茶」です。緑茶に多く含まれる、ポリフェノールの一種である「カテキン」には、糖の吸収を抑え、血糖値の上昇をやわらげる効果があります。

ほかにもカテキンには脂肪の燃焼を促して中性脂肪を抑える働きや、コレステロールの悪玉化を防ぐ効果も期待できます。甘い清涼飲料水をちょっと我慢して緑茶に替えることで、血糖値の改善はもちろん、さまざまな健康効果が得られるのです。

緑茶のほかにも、紅茶やウーロン茶も血糖値を下げることが報告されており、まさに「お茶」を常飲することは糖質ちょいオフ生活にもってこいといえます。

清涼飲料水と糖質（角砂糖）の関係

500mℓあたりに含まれる糖質量

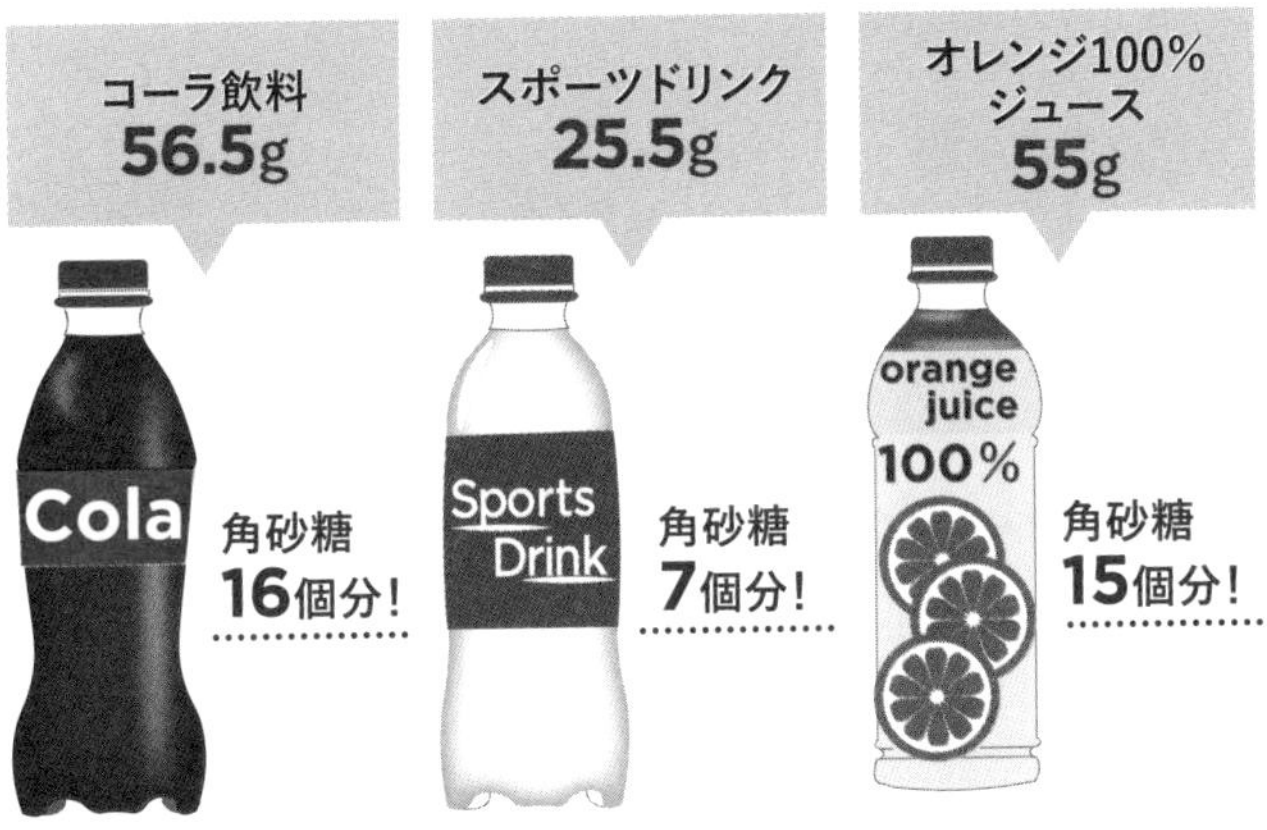
コーラ飲料
56.5g
スポーツドリンク
25.5g
オレンジ100%
ジュース
55g
Cola
角砂糖
16個分！
Sports Drink
角砂糖
7個分！
orange juice
100%
角砂糖
15個分！

身につけたい
食事習慣

〔まとめ〕血糖値が上がらない食べものVS上がる食べもの

この章では、「糖質ちょいオフの健康食事法」としておすすめしたい、料理や食材について説明してきました。章の最後に、「血糖値が上がらない食べもの」と「上がる食べもの」を整理して紹介したいと思います（左ページ）。

3大栄養素である「炭水化物」「タンパク質」「脂質」のうち、血糖値を上げるのは炭水化物に含まれている「糖質」であると説明してきました。食品選びの際に意識したいのは糖質量であり、同じ炭水化物でも食物繊維が多く含まれている食品であれば積極的に摂ってもそれほど問題はありません。

そしてタンパク質をしっかりと摂取し、体の筋肉量を増やすことも大切。加えて青魚に含まれているＥＰＡやＤＨＡなどの良質の脂質も積極的に摂りたい食材です。

血糖値が上がりにくい食べものは？

◆血糖値が上がる心配のない代表的な食品

- 海藻（生わかめなど）
- あじなどの青魚
- 卵
- 牛乳・ヨーグルト・チーズなどの乳製品
- 高カカオチョコレート
- 豆腐
- 葉物の野菜類
- ステーキや焼肉などの肉類
- マヨネーズ・酢・オリーブオイルなどの調味料
- きのこ類　　　など

◆血糖値を上げる代表的な食品

- ご飯やパン、うどんやそば
- ラーメンやチャーハン
- 根野菜
- 果物
- さつまいも・じゃがいも・山芋などのいも類
- みりんやソース、はちみつ
- 野菜や果物などのジュースやスポーツドリンク　　など

▶上記の糖質過多の食材がドッキングした「ダブル糖質メニュー」（焼きそばパン・麺入りお好み焼き・ラーメンライス・麦とろご飯　etc…）にはとくに要注意！

▶ちなみに、メロンパン1個に含まれる糖質は約65gなのに対して、サーロインステーキ1kgに含まれる糖質はわずか6gなのです。

Column

知っておきたい
糖尿病の豆知識

04

食前のコーヒーが血糖値を下げる

緑茶のほかコーヒーにも健康機能性があることは、数多くの研究から明らかにされています。なかでも「コーヒーを1日に7杯飲む人は、1日2杯以下の人に比べて、2型糖尿病の発症リスクが半減する」というオランダの研究結果は、世界的に評価の高い医学雑誌『ランセット』で2002年に発表され、注目を集めました。その後、日本の国立国際医療研究センターで行われた調査でも、1日3～4杯のコーヒーを飲むことで2型糖尿病の発症リスクが男性17%、女性38%も下がることが判明しています。

このような効果が得られるのは、コーヒーに含まれるクロロゲン酸という成分のおかげ。クロロゲン酸はポリフェノールの一種で、血液中の糖の吸収をやわらげたり、脂質の代謝を促進したりするほか、胃や腸で糖や脂質が吸収されるのを防ぐ働きがあります。

一般的にコーヒーは食後に飲むことが多いかもしれませんが、血糖値の急上昇を防ぐことを期待するなら食前に飲むのがおすすめです。ただし、コーヒーを飲み過ぎると、このような効果がなくなってしまうとの報告もあり、カフェインの過剰摂取は動悸、吐き気、不眠などの健康被害を伴うことがあるため、1日5杯程度までにとどめたほうが良いでしょう。

第5章

3週間で血糖値・ヘモグロビンA1cが下がる食事法 3

食べる順番を知れば、血糖値を下げる最強の食べ方になる

普段、何気なく食事に箸をつけていませんか？ 同じ食べる行為だとしても、「食べる順番」に少し気をつけるだけで、血糖値を下げる効果につながるのです。ぜひ毎日の習慣にしてみましょう。

血糖値の下がる「食べる順番」

こんな食べ方をしていませんか？注意したい食事の摂り方

「どんなものを食べるか」は血糖値を上げないために大切ですが、「どのように食べるか」という点も、「食べ方」に関する大事な要素になるものです。

「どのように食べるか」とは、たとえば「食べる順番」や「食べる時間」、「咀嚼の仕方」などさまざまなものがあります。普段、何の気なしに行っている食事も、こうした点に少し気を配って続けていくことで、血糖値の上昇を抑える効果につながっていくのです。

たとえば同量の糖質を摂る場合でも、食べるのが短時間であれば血糖値の上昇スピードは早くなります。つまり、食事はゆっくり時間をかけて食べることがとても大切なのです。

また、よく噛まずに飲み込むような食べ方や、おかずをしっかり食べる前にご飯をかきこんだり、麺類ばかり食べてしまうのはご法度《はっと》。こうした食べ方だと血糖値を急上昇させ、肥満を招くインスリンを大量に分泌させることになります。

この第5章と6章では、**毎日続けたい「血糖値を上げないための食べ方」**について説明していきたいと思います。

継続は力なり！　です。日々の習慣にしていくことが何よりも大切で、逆に習慣化すれば、続けることはまったく苦でなくなります。ぜひ辛抱強く実践していただきたいと思います。

よく噛まない短時間の食事はNG！

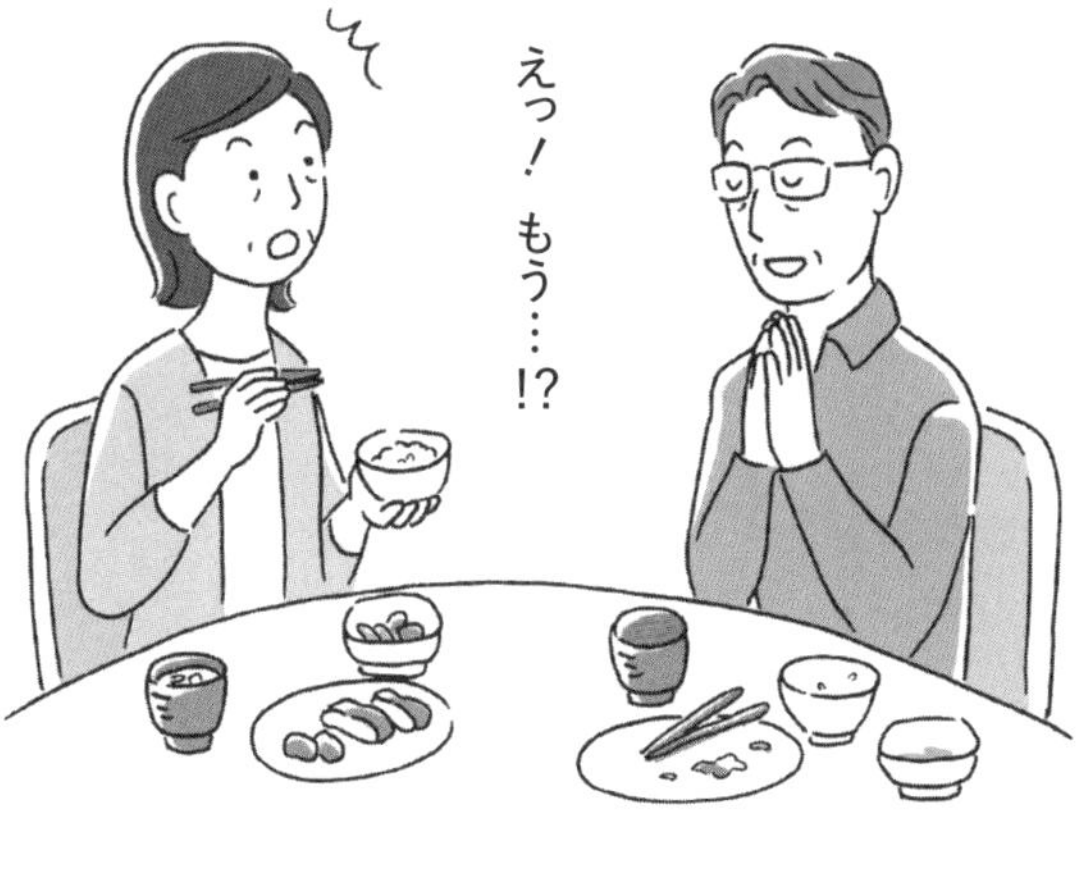

血糖値の下がる
「食べる順番」

血糖値を一気に上げない「食べる順番」の秘密

食事をするときに気をつけたいのは、血糖値を一気に上げないこと。それには「食べる順番」に気を配ることが大切です。お腹のすいているときに、ご飯や麺類、パンなどを先に食べると糖質がいきなり体内に入ってしまうので、血糖値が急上昇してしまいます。そして血糖値を一定に保とうとするために血液中に大量のインスリンが分泌され、糖が脂肪となり、肝臓や内臓脂肪に蓄えられてしまうのです。

逆に、**糖の吸収を緩やかにする働きがあるのが、食物繊維**です。食物繊維はいつまでも吸収されずに長い時間、腸内に留まります。それによって糖分の消化や吸収を邪魔するため、血糖値の上昇が緩やかになるのです。

つまり、**食物繊維が豊富に含まれる野菜や海藻、きのこなどは、炭水化物を多く含**

血糖値が上がりにくい「食べる順番」

❶食物繊維（野菜や海藻、きのこなど）を摂る
▼
❷タンパク質（肉や魚、卵や大豆など）を摂る
▼
❸水分（みそ汁やスープなどの汁物）を摂る
▼
❹炭水化物（ご飯やパン、麺類など）を摂る

む主食よりも先に食べるようにすると良いわけです（食物繊維については90～91ページで説明していますのでご参照ください）。

食物繊維で腸の中を整えたら、次に肉や魚、卵や豆腐などのタンパク質を摂るようにします。そのあと、スープや汁物などの水分を摂ると満腹感が増すことになり、良い意味で食欲を抑えられます。

そして**最後に、ご飯やパン、麺類などの炭水化物を食べればOK**。量も少なめになり、糖質のちょいオフにもつなげることができます。

血糖値の下がる「食べる順番」

「ベジファースト」に加えて、「アフターベジ」も!

「ベジファースト」という言葉があるように、「食事の最初に野菜を食べる」ことはよく知られていて、ダイエットにも良いと考えている方は多いでしょう。前ページで書いたように、血糖値を下げるためにも「ベジファースト」は効果的な食事の方法ということができます。

加えて私は、**食事の最後にもう一度野菜を食べる、「アフターベジ」**も良いのでは?と考えています。このときの野菜は「生野菜」で、糖質の多い主食を食べたあとに摂ることに意味があるわけです。

というのも、糖尿病は近年、歯周病とも密接なつながりがあるとされ、口腔ケアの重要性が高まっています（詳しくは第6章をご覧ください）。

その点、**食物繊維や水分の多い生野菜〈レタスやセロリ、キャベツやにんじんなど〉は「直接清掃性食品」**と呼ばれ、噛むことによって歯や歯ぐきの汚れを落としたり、唾液の分泌を促して口の中をキレイにしてくれます。

食事の最後にもう一度野菜を食べる！

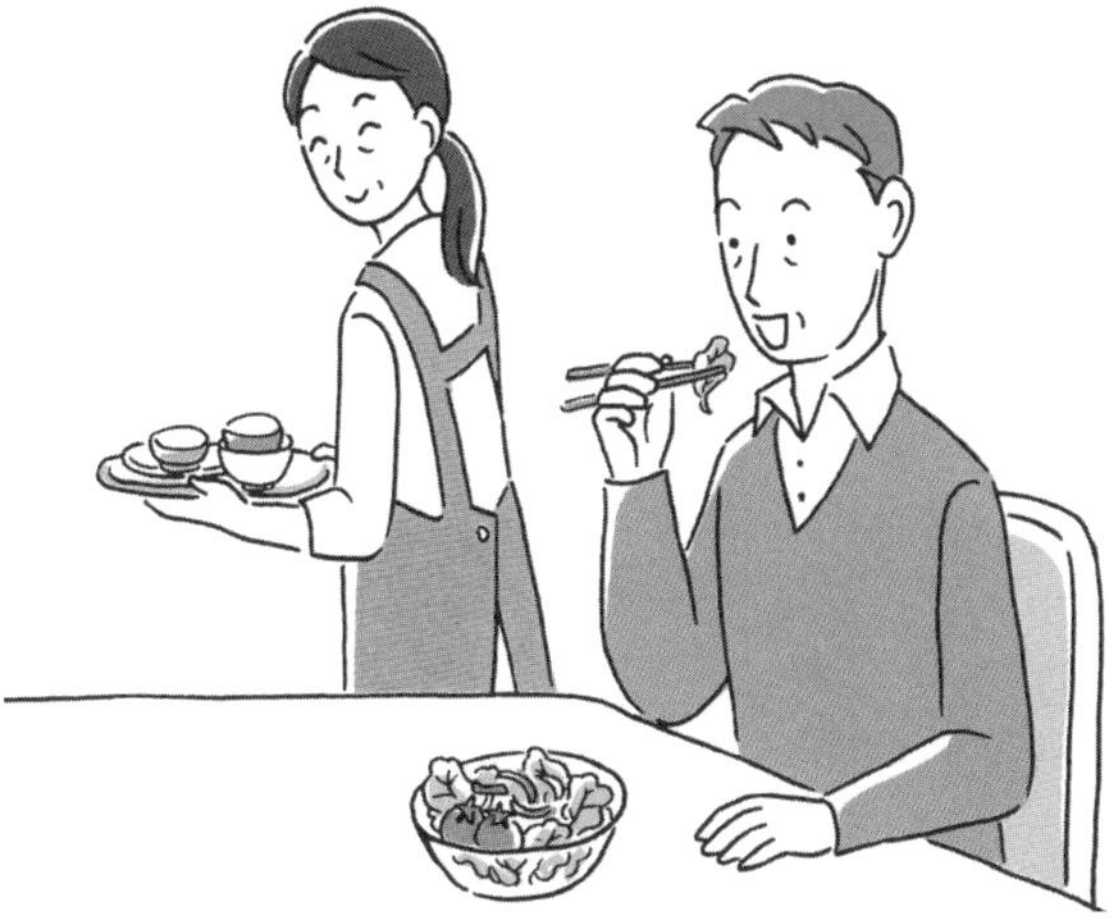

食事の最初にしっかりと野菜を食べる一方で、ご飯やパン、麺類などの主食を食べたあとに、もう一度生野菜を摂る。ここまで工夫すれば、血糖値を上げないための食べる順番としては、もはやベストだといえるでしょう。

血糖値の下がる「食べる順番」

肉や魚を先に食べると血糖値が上がりにくい

前ページまで、食後の血糖値を抑える「食べる順番」を紹介しましたが、たとえば高齢の方の場合、少し心配な点があります。

食が細くなった高齢者の場合、**最初に食べる「野菜」でお腹がいっぱいになってしまい、あとの肉や魚などのタンパク質の摂取がおろそかになってしまう**こと。お年寄りのフレイル（加齢による低栄養状態）を防ぐにはタンパク質の積極的な摂取が重要なのに、これが不足してしまうわけです。とくに糖質ちょいオフを実践している場合、ベジファーストを意識するあまり、こうした状態になるケースは少なくないようです。

そんなときは、ベジファーストに固執せず、野菜と肉や魚を一緒に食べてください。

肉をご飯の前に食べると血糖値の上昇が緩やかになる

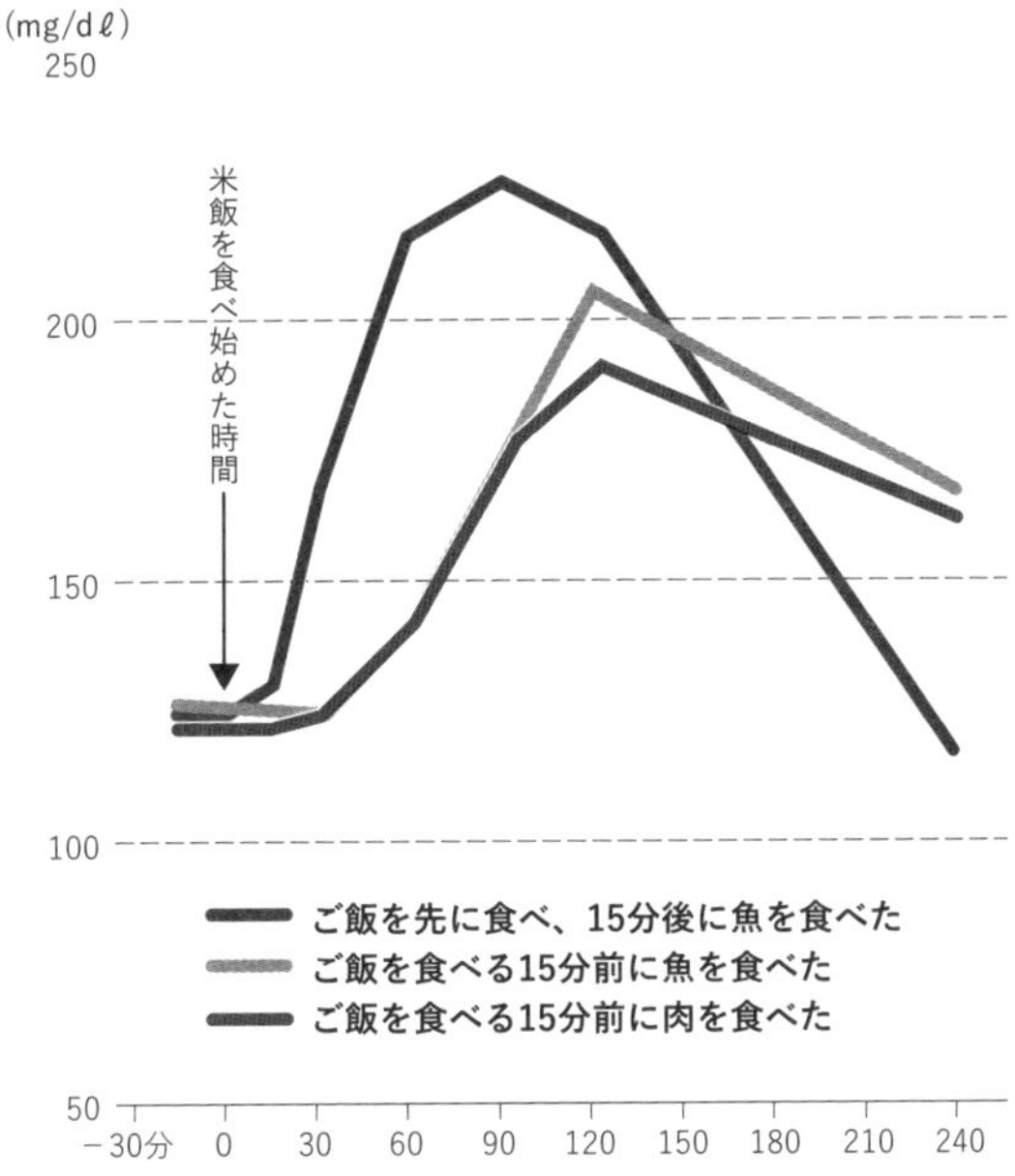

出典：「関西電力医学研究所」の矢部氏らの資料をもとに作成

ご飯を先に食べると血糖値の上昇が大きくなってしまう…

「肉を先に食べると血糖値が上がるのでは？」と心配する方がいるかもしれませんが、糖質（炭水化物）が先でなければ大丈夫。また、**肉や魚をご飯よりも先に食べると、血糖値の上昇が緩やかになる**ことを示したデータもあります。糖尿病の患者12人を対象に、ご飯を先に食べた場合と肉・魚を先に食べた場合の食後の血糖値を比較したもので、肉や魚を先に食べたグループのほうが、血糖値の上昇が緩やかになっていることが分かります（右グラフ参照）。

血糖値の下がる「食べる順番」

タンパク質の効果的な摂り方を知ろう！

「タンパク質」を摂ることの重要性は第4章（94ページ）でも少し触れましたが、大事なことですので、ここでは「摂り方」についてもう少し詳しく紹介しましょう。

「ちょいオフ」によって糖質を減らしたぶん、代わりに摂りたいのがタンパク質です。なかでも肉や卵、魚などの動物性タンパク質を積極的に摂り入れることです。これらの食材には糖質はほとんど含まれておらず、血糖値の上昇を防ぐ上に、体を丈夫にする筋肉の源になりますから、とくに高齢の方には必須の栄養素なのです。

動物性タンパク質をしっかり摂ることで、血液中の「アルブミン」を増やすことが

効果的なタンパク質の摂取の仕方！

＊体重と同じグラム数を食べる
1日に摂るべきタンパク質の量は、体重と同じグラム数です（次ページ参照）。

＊肉なら牛・豚・鶏のどれでもOK
なかでも牛なら赤身、豚ならヒレ、鶏ならムネ肉やささみがおすすめ。

＊サバ缶や大豆の缶詰もおすすめ
魚や大豆の缶詰は手軽にタンパク質が摂れるので有効です。

＊卵も積極的に食べよう！
肉だけでなく、卵もアルブミン値を上げるおすすめの食材。

でき、基礎代謝がアップするなど健康に良い影響を与えます。このあたりは94〜95ページで触れましたので割愛しますが、糖質の代わりにタンパク質を摂ることで「やせ体質」になり、血糖値上昇の大敵である肥満を防ぐことにもつながるのです。

そんなパワーを持つタンパク質の上手な摂り方について上記に紹介しましたので、ぜひ参考にしてみてください。

1日に必要なタンパク質の上手な摂取法は？

1日に摂りたいタンパク質の量は一般的に、**その人の体重（kg）と同じグラム数が目安とされています。つまり、体重が60kgの人であれば、60gのタンパク質を1日に摂れば良い**のです。

ただ、いざ60gのタンパク質を摂ろうと思っても、それを食品に置き換えるとどの程度の量になるのかピンとこないでしょう。そこで、これまた一つの目安を紹介しておきます。

肉に含まれるタンパク質は、肉の種類によって多少は異なるものの、100gあたり約20g。つまり、体重60kgの人が1日に摂るべき肉の量は300gということになるわけです。

３００gの肉というと、シニアの皆さんにはちょっとハードルの高い量かもしれません。そこで、**肉の代わりに卵や豆腐などのタンパク源を上手に絡めていくと良い**でしょう。例を左に紹介しましたので、どうぞ参考にしてみてください。

1日にどれくらいのタンパク質を摂ればいい？

◉体重（kg）と同じグラム数が目安！

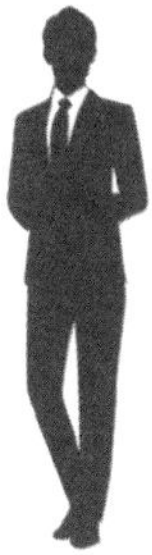

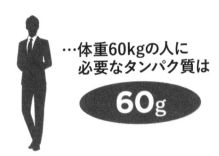

…体重60kgの人に必要なタンパク質は

60g

たとえば…

肉100gに含まれるタンパク質＝**20g**
卵1個に含まれるタンパク質＝**10g**
豆腐半丁に含まれるタンパク質＝**10g**

★60gのタンパク質を摂るには…

肉：**300g**

肉：**200g**＋卵：**2個**

肉：**150g**＋卵：**2個**＋豆腐：**半丁** etc.

血糖値の下がる「食べる順番」

血糖値を上げないお酒にはなにがある？

糖質ちょいオフは、なにも食べ方だけの問題ではありません。「お酒の飲み方」とも当然ながら関係があります。

ちなみに、脂肪肝の原因はこれまでお酒の飲み過ぎにあるといわれてきましたが、本当の原因は糖質にあることが分かってきました。つまり、肝臓に悪いからといって必ずしもお酒を断つ必要はなく、飲酒においても「糖質ちょいオフ」を心がけていけば良いのです。そのことが当然、血糖値の上昇を抑えることにもつながります。

では、どのようなお酒であれば「糖質ちょいオフ」につながるのか。**糖質がゼロな**

のは焼酎やウイスキー、ブランデーなどのいわゆる蒸留酒です。逆に**ビールや日本酒、赤ワイン、焼酎でも酎ハイなどは糖質が多いので要注意。**ただし、過度に制限してストレスを溜めてしまうよりも、適量を守って「ちょいオフ飲み」にすれば、それほど心配いらないこともぜひ知っておいてほしいところです。

それぞれのお酒の
100gあたりに含まれる糖質の量

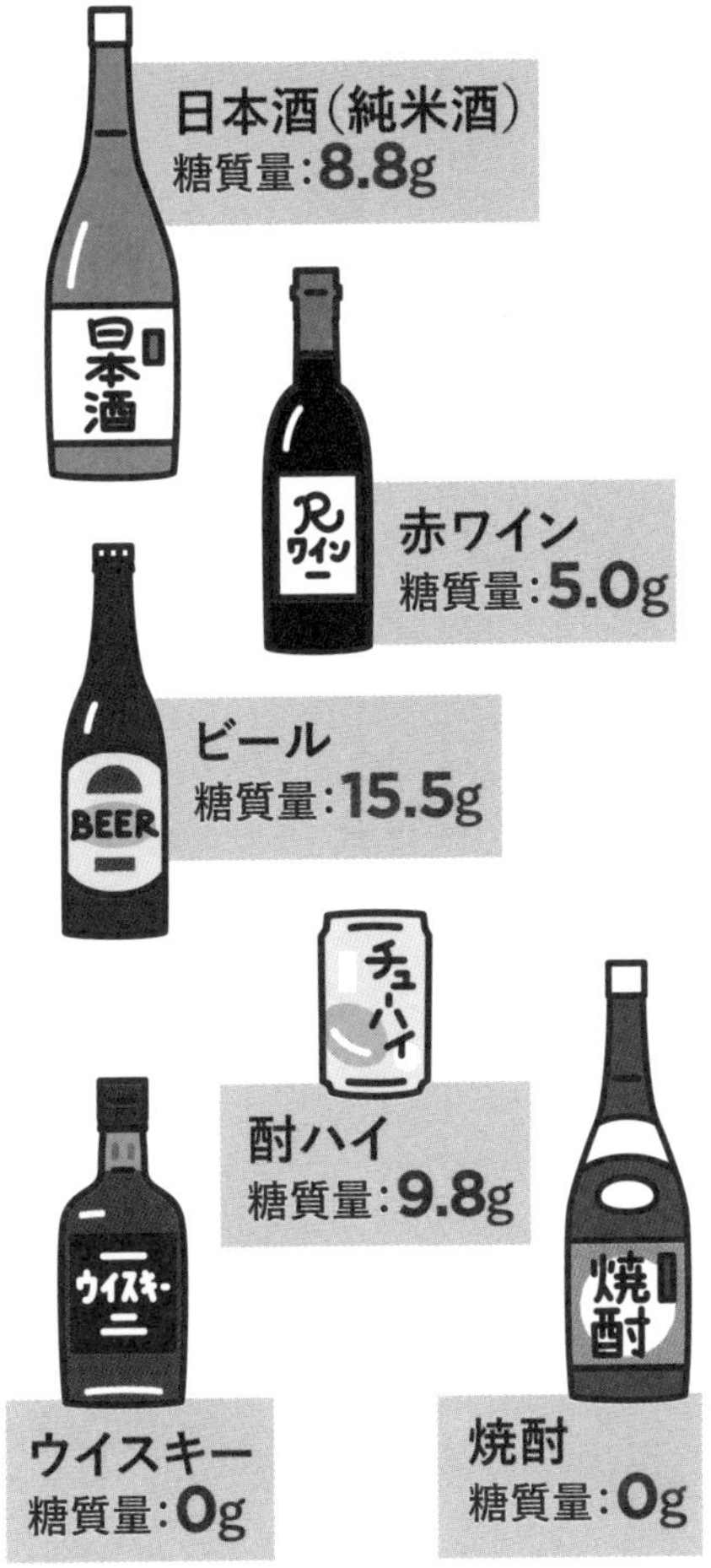
日本酒（純米酒）
糖質量：8.8g
赤ワイン
糖質量：5.0g
ビール
糖質量：15.5g
酎ハイ
糖質量：9.8g
ウイスキー
糖質量：0g
焼酎
糖質量：0g

＊糖質量ゼロはほかに、ブランデー・ジン・ウオッカ・ラムなど

Column

知っておきたい
糖尿病の豆知識

05

早食いを避け、ゆっくり食べるためのひと工夫

「ゆっくり食べましょう」といわれても、身についた習慣を変えるのはなかなか難しいのではないでしょうか。早食いになってしまう要因の一つは、一人で食事をすることにもあるようです。以前は、同僚とおしゃべりをしながらのランチタイムが楽しみだった人もいるでしょう。しかし、コロナ禍では「黙食」も必要で、話し相手がいなければ、食べることだけに集中するため、あっというまに食べ終わってしまうのです。

ハンバーガー、立ち食いそば、牛丼などのファストフード店は時間がないときには便利ですが、短時間で提供され、ついサッサと食事を済ませてしまいがち。すると、血糖値は急上昇してしまいます。パソコンやスマートフォンの画面を見ながらおにぎりやサンドイッチをかじるといった「ながら食べ」も、食べることに意識が向かず、咀嚼回数が減ってしまうのでよくありません。

できれば忙しいときも、ランチタイムはなるべく席を離れて、ゆったり座れる場所で食事をとるようにしましょう。ファストフードやコンビニを利用するときは近くの公園にでも行って、景色を眺めながらのランチがおすすめです。しっかり気分転換してから午後の仕事を始めれば、気持ちよくはかどりますよ。

第6章

3週間で血糖値・ヘモグロビンA1cが下がる食事法4

口腔ケアと「正しく噛む」食べ方が血糖値を下げる!

近年、口腔ケアの重要性に注目が集まるようになり、さまざまな病気との関連性も指摘されています。糖尿病、つまり血糖値のコントロールにも影響があることが分かってきました。

口の中と食べ方の関係は?

世界一早食い?の日本人が陥ってきたワナ

昨今の糖尿病の増加には、食生活の欧米化などの生活習慣が影響しているのは明らかといえますが、それとともに、日本人の「食べ方」にも問題があると感じます。「食べ方」とは、食べる時間のこと。つまり、食事にどれだけ時間をかけているかが問題で、**日本人は世界トップクラスの「早食い」であることが、糖尿病増加の大きな原因**の一つといえるのです。

日本人の「早食い」ぶりを示すデータとして、新生銀行が2017年に調査した「ランチタイムにかける時間」で、日本人は平均約20分というデータが示されました。フランス人が1時間以上かけてゆっくりとランチを取ることを見ても、日本人の早食いぶりは世界の先進国でもトップクラスと推定されるのではないでしょうか。

早食いであるということは、咀嚼の回数も少なく、出された料理を慌ててかきこんでいる姿が目に浮かぶようです。丼《どんぶり》や麺類、おにぎりやサンドイッチなどで毎日のランチを即座に済ませてしまうような、忙しいビジネスパーソンが多いことの裏返しともいえそうです。

では、早食いだとどうして糖尿病リスクが高まるのか。答えはシンプルで、**よく噛まずに早食いすると、短時間で多くの糖質が胃腸に送られ、食後血糖値が大きく上昇してしまう**からです（42〜43ページ参照）。逆に言えば、よく噛んでゆっくりと時間をかけて食べれば血糖値の上昇も緩やかになり、肥満の防止にもつながるのです。

次のページから、「正しく噛んで血糖値を上げない方法」について詳しく紹介していきましょう。

口の中と食べ方の関係は?

いちばん効果的なやせる方法…まずは「プラス10回余計に噛む」

早食いをしていると血糖値を急上昇させてしまい、大量のインスリンを出し、脂肪がつくられやすくなってしまいます。しっかりと噛む習慣をつければそれを防ぐことができるのです。**同じ量を食べても、噛む回数を増やして時間をかけて食べれば、血糖値の上昇が穏やかになる**のです。

私は食事の際、**ひと口につき30回咀嚼《そしゃく》する**ことをすすめていて、おいしさを噛みしめながら料理をゆっくりと味わうことを奨励《しょうれい》しています。

ひと口ごとに30回ずつ噛むのは「時間がかかって大変…」という方もおられるかもしれませんね。その場合、**最初は「いつもより、プラス10回余計に噛む」ことから始**

ひと口につき30回咀嚼しよう！

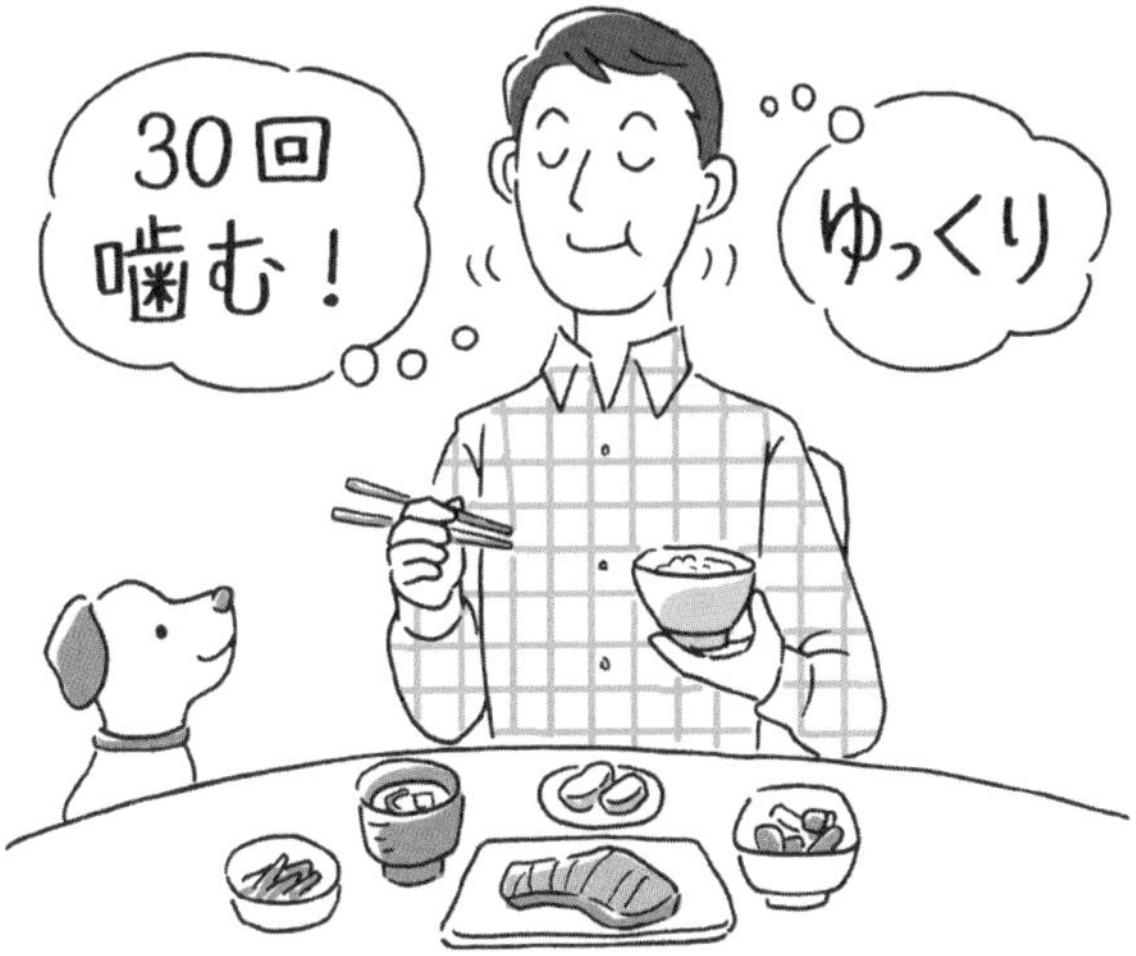

めるようにしても良いでしょう。

また、脳が満腹感を感じるのは、食べ始めてから20分後といわれています。噛む回数を増やせばそれだけ時間がかかりますから、少しの量でも満腹感を得られやすくなるというわけです。

よく噛む習慣を身につけ、20〜30分をかけて食事をするよう心がければ、血糖値の抑制につながる効果が得られるはず。ぜひ「噛む」ことの大切さを、今一度噛みしめてみてほしいと思います。

口の中と食べ方の関係は?

「ゆっくりよく噛んで食べる」とこんなに良いことがある

食事のときに「よく噛んで食べる」ことのメリットには、糖尿病リスクの軽減以外にもさまざまなことが挙げられます。

代表的なものとして、**脂肪を燃焼させる効果があるため肥満を防げることや、認知症を予防する効果がある**といわれています。

日本顎咬合学会《にほんがくこうごうがっかい》が発表したところによると、人は1回の咀嚼ごとに3・5㎖の血液を脳に送り込んでいるとしています。口内の歯と骨の間にある歯根膜がポンプのような働きをして血管を収縮させ、血液を送り込んでいるのです。それによって脳の血流が良くなり、認知症の予防につながるというわけです。

よく噛んでゆっくり食べるとこんな健康効果が！

ひと口食べたら箸を置く

ひと口30回噛むことを目標に

食事は「いつもよりゆっくり」を意識して

ひと口ごとにじっくり味わう

普段よりも10回多く噛むことから始める

時間を決めて早食いを防ぐ

ゆっくりよく噛んで食べるとこんな効果が！

糖質の吸収が緩やかになる

血流が良くなり代謝がアップ！

満腹感が得られて食べ過ぎ防止に

唾液が出て糖尿病や歯周病のリスクを軽減

「よく噛んで食べる」という誰にでもできるシンプルな生活習慣を継続することで、血糖値の改善や肥満の防止、認知症の予防などさまざまな健康効果があることが分かります。

口の中と食べ方の関係は？

「箸置き食事法」であなたも確実にやせられる！

ゆっくりよく噛んで食べることが大事…と頭では分かっていても、長年ついた習慣はなかなか変えられないもの。食事中ずっとそれを意識していくのは大変かもしれません。そんなときにおすすめしたいのが、**少し食べたらこまめに箸を置く、「箸置き食事法」**です。

箸を持ったままだと、噛むことがおろそかになったまま、つい次の食事に手が伸びてしまいがち。そこで、食べるごとに箸を置いて、ひと呼吸置くようにしてみると良いと思います。

ひと口ごとに箸を置くのが最も効果的ですが、それだと大変…というときには、最

2～3口ごとに箸を置く「箸置き食事法」

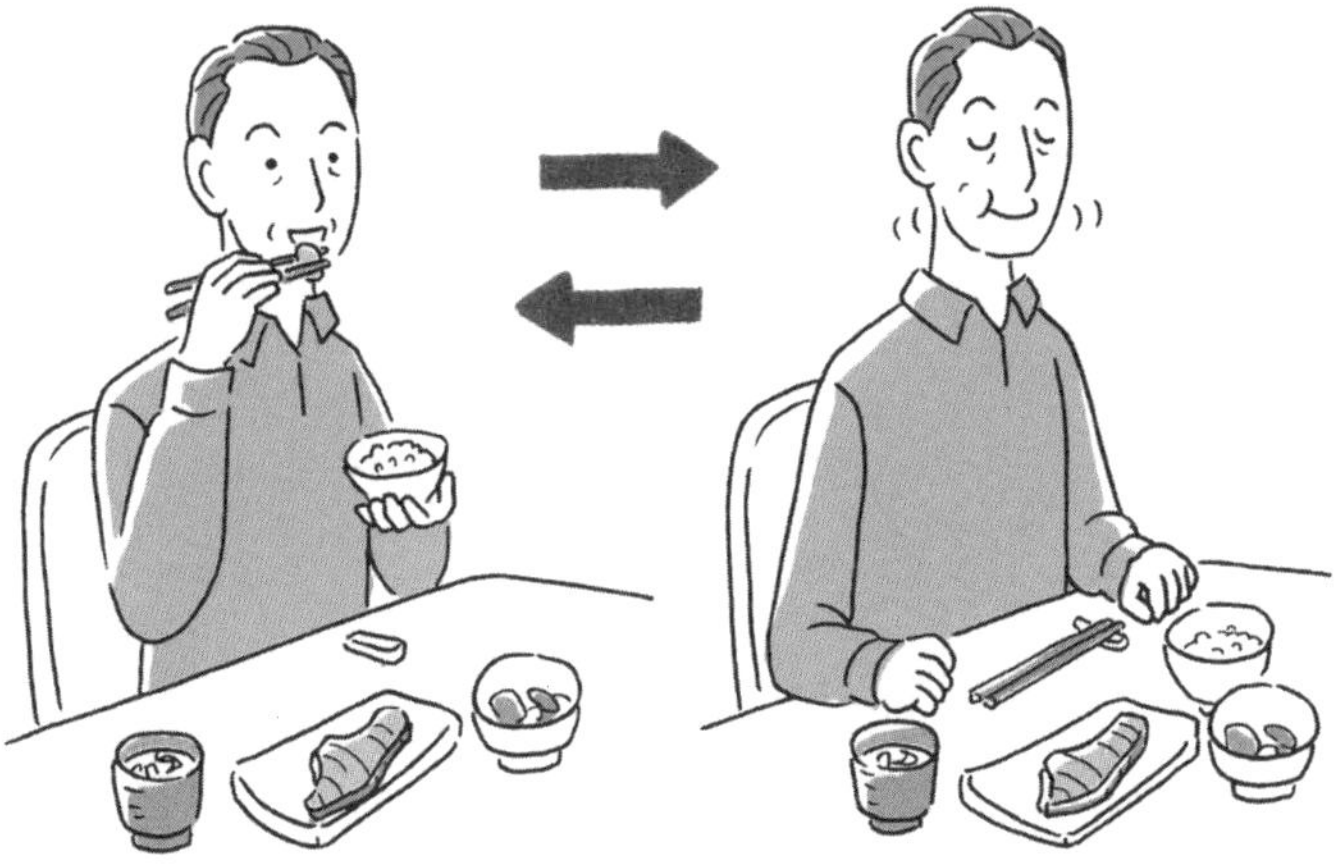

初は2～3口ごとに箸を置きながら、十分に咀嚼をしながら食べる習慣をつけると良いでしょう。

よく噛んで食べると、食べたものが細かく砕かれ、唾液の分泌も高まって食べものによく混ざりますから消化吸収力も高まります。箸置きを用意して、口に食べものを入れたら箸を置き、噛んでいる間は箸をとらないよう心がけてみましょう。よく噛み、早食いを防ぐ工夫によって健康生活を手に入れることができます。

口の中と食べ方の関係は？

歯周病は糖尿病を悪化させる

歯周病は歯ぐきに炎症を起こしたり、歯を支える組織が壊れたりする口腔内の病気です。歯周病が進むと歯を支える骨がやせてきて歯がぐらつき、やがて歯が抜けてしまうこともあるなど油断ならない病気なのです。

実は**歯周病にかかると糖尿病が悪化しやすい**ことが分かってきています。歯周病になると、炎症のある組織から産出される「炎症性サイトカイン」が血流に乗り、全身をめぐることにより、血糖値を下げるためのインスリンの働きが妨げられてしまいます。その結果、糖尿病が進行してしまうのです。

また、糖尿病になると免疫力が下がるために歯周病菌の増殖を抑えにくくなり、歯周病の悪化につながる面もあります。このように**糖尿病と歯周病とは密接に関係し**

糖尿病と歯周病の怖いスパイラル

歯周病
炎症性サイトカインが発生し、血流に乗る ➡ インスリンの働きを阻害 ➡ 膵臓が疲弊 ➡ **糖尿病が悪化**

糖尿病
高血糖状態 ➡ 歯周の毛細血管がぜい弱化し、炎症が悪化 ➡ 免疫力が低下 ➡ **歯周病菌が増殖する**

合っていて、ケアを怠るとお互いを悪くする負のスパイラルに陥ってしまうわけです。

歯周病になると生じる「炎症性サイトカイン」の害を防ぐものとして注目される食べものに、高カカオチョコレートがあります。

本書の100〜103ページでも高カカオチョコの効果について触れましたが、**チョコレートに含まれるカカオポリフェノールの抗酸化作用が、歯周病の炎症を抑える効果がある**との実験結果も示されています。こうした点でも高カカオチョコレートは優れた食品といえるのです。

口の中と食べ方の関係は？

口の中をキレイにすれば糖尿病が防げることを知っていますか

近年、歯周病をきちんと治療することで、糖尿病を改善できるケースがあることが明らかになってきました。

歯周病と糖尿病の関係は前ページでも説明しましたが、日本歯科医師会のホームページによれば、一般的に歯周治療で改善する糖尿病の検査値（ヘモグロビンＡ１ｃ）の改善度は平均約０・４％といわれています。

これは、糖尿病の薬１剤分に匹敵するという人もいるほどで、決して無視することのできない数字です。糖尿病の管理の一環として、歯周病があればそれを治療するとともに、口腔ケアに留意した生活を送ることが必要といえるのです。

　また、糖尿病の多くは脂肪肝を経て発症しますが、脂肪肝と歯周病にも実は関連性があります。非アルコール性脂肪肝炎（NASH）の人は、健康な人に比べて約4倍も歯周病菌を保有する割合が高いことが明らかになっており、**歯周病の治療をすることで肝機能が大きく改善されたという研究報告もある**のです。

歯周病は糖尿病と関係がある

歯周病の状態

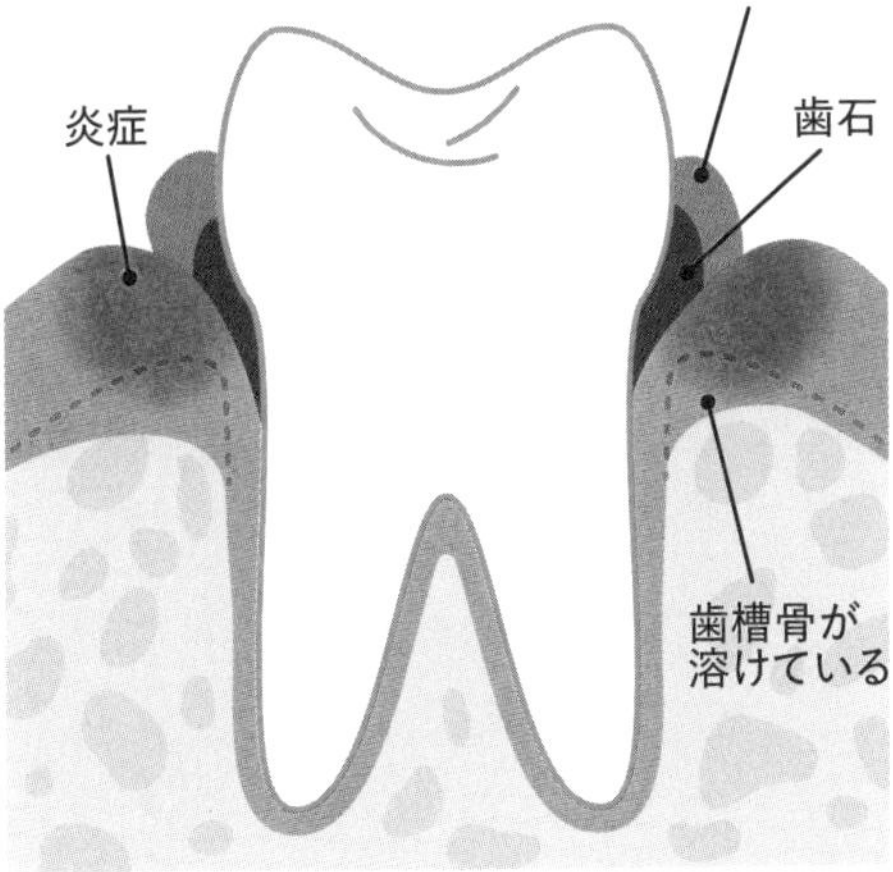

　最近では、糖尿病手帳に歯科受診の記録も記載できるようになり、歯科と医科の主治医との間で連携も取りやすくなっています。歯周病の原因となる、細菌の塊である**「プラーク」を定期的に取り除くなど、口内環境を改善して糖尿病の予防や改善に努める**ようにしましょう。

口の中と食べ方の関係は？

唾液の量が血糖値を下げるカギの一つ

糖尿病のリスクを低減させるために、日々の口腔ケアが必要であることがお分かりいただけたかと思います。つまり、正しく健全な「食べ方」を実践するには口の中のケアが不可欠。そして、**口腔を健康な状態に保つために気をつけたいものに、「唾液」の量があります**。

唾液には水分を多く含む粘性タンパク質が含まれていて、口腔粘膜全体を覆う性質を有しています。また、保湿効果や食物などの刺激から粘膜を傷つかないよう保護する作用や、細菌やウイルスなどから口の中を守る抗菌作用もあります。

歯周病や口腔のトラブルを防ぐには唾液の分泌量を増やすことが重要で、唾液が増

「舌回し」運動のやり方

❶ 唇を閉じて、唇と歯の間に舌を置きます。粘膜を舌先でこするようにしながら、歯の表面から歯ぐきに舌を当てながら、右回りに5回ほど舌を回します。

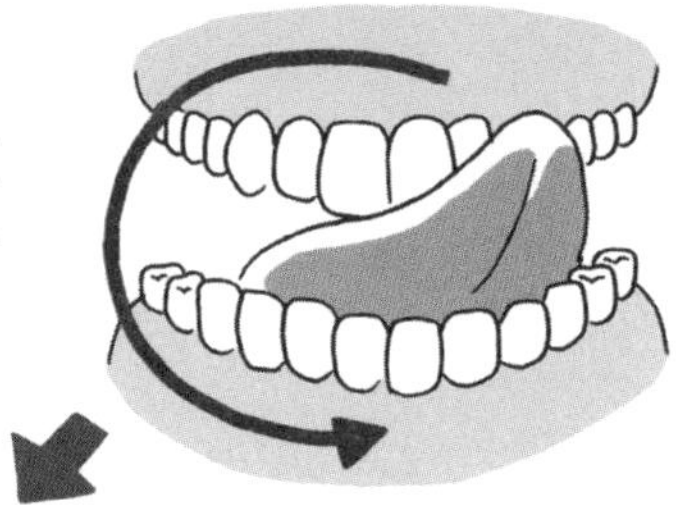

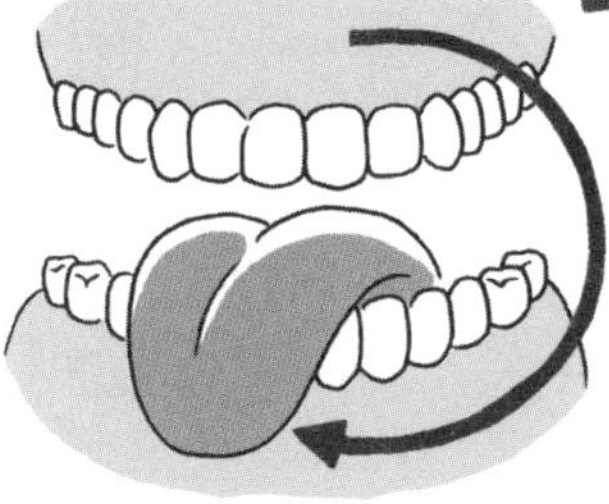

❷ 次に、逆側に同じように5回ほど回します。いずれも歯ぐきだけでなく、頬のあたりでは頬が大きくふくらむくらい、舌で内側から押し込むようにしましょう。片側5回が目安で、慣れてきたら片側20回を目標にします。

えることで、口腔内をキレイにしていくための多くの働きが期待できるわけです。

唾液の分泌量を高めるために、おすすめの運動があります。それが「舌回し」です。この運動によって舌・口周りの筋肉を鍛えると、唾液腺が刺激され、唾液が出やすくなるとともに、たるみや噛み合わせの改善にも効果を発揮します。

　上に「舌回し」運動のやり方を紹介しましたので、毎日の生活習慣に取り入れて舌の力を鍛え、唾液の分泌を促していきましょう。

おわりに
～「食べ方」を制するものは「糖尿病」を制す

第1章から6章までを通じて、糖尿病にならない、また糖尿病を悪化させないための「食べ方」についてさまざまな切り口から説明してきました。

血糖値を改善していくために最も大切な方法は、食事習慣の見直しです。それによって、今飲んでいる薬の量や種類はきっと減らせますし、効果的な運動を並行することで、糖尿病もコントロールできるようになります。

ひと昔前までは、糖尿病の患者さんには「カロリー制限」をした食事療法が指導されてきましたが、今では「糖質制限」へと考え方が進んでいます。

糖質は体に入ることで血糖値を上げますが、同時にインスリンの働きによってエネルギーとして利用されます。また、インスリンは余った糖質を脂質に変えて体脂肪として蓄積していきます。逆にいえば、糖質を摂らなければ血糖値は上がりませんし、インスリンが分泌されないため、体脂肪は溜まりません。つまり、糖質制限によって肥満を防ぐこともできるわけです。

こうしたメリットから、糖質をできるだけ制限した食生活が近年注目されています。そして本書では、ストレスを溜めずに糖質オフを実現する「糖質ちょいオフ」「主食のちょいオフ」を提唱し、その具体的な方法について説明しました。

そして「食べ方」とは、単に「栄養の摂り方」だけではありません。「よく噛むこと」「ゆっくり食べる」というスタイルや、その前提として大切な口腔ケアも含まれるととらえ、本書の後半で紹介しています。まずは3週間、これらの「食べ方」を実践して、糖尿病を寄せ付けない健康習慣を身につけていただきたいと思います。

■監修

栗原 毅（くりはら・たけし）　栗原クリニック東京・日本橋院長

医学博士・日本肝臓学会専門医・前東京女子医科大学教授・前慶應義塾大学大学院教授。日本血管血流学会理事。2008年に消化器病、メタボリックシンドロームなどの生活習慣病の予防と治療を目的とした「栗原クリニック東京・日本橋」を開院。治療だけでなく予防医療にも力を注いでいる。テレビや新聞、雑誌などメディアへの登場も多数あり、分かりやすい解説と温かな人柄で人気を博している。

■監修補佐

栗原丈徳（くりはら・たけのり）　栗原ヘルスケア研究所所長・歯科医師

〈参考文献〉

糖尿病の食事はここだけ変えれば簡単にヘモグロビンA1cが下がる／栗原毅著（主婦の友インフォス情報社）
マンガで明快！世界一よくわかる糖尿病／栗原毅監修（主婦の友社）
薬に頼らず血糖値をラクラク下げるコツ／栗原毅著（河出書房新社）
糖尿病博士ズバリおすすめ！
[栗原式]自力で血糖値・ヘモグロビンA1cを下げる本／栗原毅著（主婦の友社）
名医が教える「本当に正しい糖尿病の治し方」／栗原毅著（エクスナレッジ）
薬に頼らず自分で改善！女性の高血圧・高血糖・糖尿病／栗原毅著（PHP研究所）
図解ですぐわかる 自力でみるみる改善！ 脂肪肝／栗原毅著（河出書房新社）
これならできる！医師が教える血糖値の下げ方／栗原毅・栗原丈徳監修（英和出版社）
1週間で勝手に痩せていく体になるすごい方法／栗原毅著（日本文芸社）
人生が変わる 血糖値コントロール大全／ジェシー・インチャウスペ著　牛原眞弓訳（かんき出版）

編集協力／ミナトメイワ印刷（株）、（株）エスクリエート
執筆協力／戸田恭子
デザイン／（株）アイエムプランニング
本文イラスト／高橋なおみ
校閲／宮崎守正

糖尿病にならない「最強の食べ方」！
3週間で血糖値・ヘモグロビンA1cが下がる食事法

2023年3月31日　初版第1刷発行

監修者　栗原 毅

発行者　小宮英行

発行所　株式会社 徳間書店
〒141-8202
東京都品川区上大崎3-1-1
目黒セントラルスクエア
電話 編集 03-5403-4344／販売 049-293-5521
振替 00140-0-44392

印刷・製本　大日本印刷株式会社

ISBN978-4-19-865627-0